Zu diesem Buch

Jedes Jahr sind bei uns etwa 50000 Eltern davon betroffen, daß ihre Babys zu früh geboren werden. Für sie ist dieses Buch geschrieben, denn sie brauchen dringend Rat, um Ängste und Unsicherheiten abbauen zu können. Ein bekannter Spezialist für Frühgeborene und ein Journalist, selbst betroffener Vater, haben sich zusammengetan, um hilfesuchenden Eltern zur Seite zu stehen.

Es wird erzählt, wie die Eltern der kleinen Katharina die drohende Frühgeburt, die Entbindung und die langen Wochen auf einer Intensivstation und danach erlebten.

Begleitend zu dieser sehr persönlichen Geschichte wird versucht, Eltern in verständlicher Sprache zu erklären, welche Erfahrungen Frühgeborene machen, welche Erlebnisse sie haben und was Frühgeborenenmedizin ist. Es wird erläutert, warum es zu Frühgeburten kommen kann und wie die Ärzte versuchen, sie zu verhindern. Eine Frühgeburt wird geschildert. Was passiert dabei? Wie funktioniert die Erstversorgung des Babys, wie der Transport auf die Intensivstation? Welche Untersuchungen werden gemacht? Welcher Unterschied besteht zwischen Frühgeborenen und Neunmonatskindern? Es wird aufgezeigt, welchen Gefahren «Frühchen» ausgesetzt sind und welche Chance sie haben, gesund zu überleben; welche Erkrankungen während ihrer Zeit auf der Intensivstation auftreten und wie sie behandelt werden können. Es werden auch die Risiken solcher Behandlungen aufgezeigt und die vorübergehenden oder bleibenden Folgen beschrieben.

Dr. med. Jürgen Steidinger, geb. 1942, ist ein erfahrener Spezialist für Frühgeborene. Er ist Mitarbeiter beim Neugeborenen-Notarzt-Dienst der Gesundheitsbehörde Hamburg und leitet seit 1979 die Neugeborenenintensivstation im Allgemeinen Krankenhaus Hamburg-Wandsbek.

Klaus J. Uthicke, geb. 1933, ist seit 30 Jahren Journalist. Der gelernte Verlagskaufmann volontierte bei der *Neuen Ruhrzeitung* in Essen, war zwölf Jahre Kulturchef der *Hamburger Morgenpost* und ist z. Zt. als leitender Redakteur im Hamburger Axel Springer Verlag tätig.

Jürgen Steidinger
Klaus J. Uthicke

Frühgeborene

Von Babys, die nicht warten können

rororo
Rowohlt

Jürgen Steidinger hat den Text für die
Taschenbuchausgabe gründlich überarbeitet.

112.–114. Tausend Januar 1995

Veröffentlicht im Rowohlt Taschenbuch Verlag GmbH,
Reinbek bei Hamburg, April 1989

Umschlaggestaltung Peter Wippermann / Sebastian Raulf
(Foto: Pawelkanicki / Transglobe Agency)

Satz Baskerville (Linotron 202)
Gesamtherstellung Clausen & Bosse, Leck
Printed in Germany
1090-ISBN 3 499 18504 0

Inhalt

Dieses Buch ist gewidmet all den Schwestern auf Frühgeborenen- und Neugeborenenintensivstationen, die mit ihrer liebevollen Pflege und Zuwendung ein gesundes Überleben erst möglich machen und deren zuverlässige Beobachtung durch keinen Monitor ersetzt werden kann.

Vorwort

Dieses Buch wurde geschrieben, um es Eltern zu erleichtern, die Ereignisse rund um ihr zu früh geborenes Kind zu verstehen. Da die wenigsten Frühgeboreneneltern lange Zeit haben, sich auf das außergewöhnliche Geschehen vorzubereiten, werden sehr häufig immer wieder Fragen auftauchen, die Eltern beunruhigen. Zum einen ist es oftmals das Fehlen des glücklichen Geburtsereignisses, zum anderen die plötzliche Trennung von dem gerade erst geborenen Kind. Wie oft bleibt die Mutter in Ungewißheit in der Entbindungsklinik zurück, während das kleine Frühgeborene auf eine Intensivstation verlegt werden muß.

Die Reaktionen der Eltern auf die erste Ausgabe des Buches «Frühgeborene – Babys, die nicht warten können» waren sehr unterschiedlich. Es fanden sich viele Eltern, die das Buch immer nur dann zu Rate gezogen hatten, wenn ihnen Fragen bei ihrem Kind unklar oder unbeantwortet blieben. Häufig fanden sie dann in dem Buch eine Antwort auf ihre Fragen und wurden dadurch beruhigt. Andere Eltern hatten das Buch von Anfang bis Ende gelesen und waren danach erst recht entsetzt, was alles noch auftreten könnte und welche Risiken für ihr Baby bestehen. Selbst ausführliche Gespräche konnten solche Eltern manchmal nur schwer davon überzeugen, daß bei ihrem Kind alles in Ordnung ist. Solche Reaktionen sollten Eltern bei sich vor dem Lesen des Buches erfragen, um danach unangenehme Ängste und Gedanken vielleicht besser auffangen zu können.

Manche Eltern werden über viele in diesem Buch geschilderten Maßnahmen in der Behandlung ihres Babys entsetzt sein und sich fragen, wie das «Frühchen» dies alles verkraften soll. Sicherlich sind einige auch mit Schmerzen verbunden. Der Gedanke, daß das Kind einen bestimmten Eingriff unbedingt braucht, und zwar jetzt, daß er seinem Wohl und seiner Genesung dient, ist für uns oft die einzige Hilfe vor der Angst, ihm vielleicht weh zu tun. Dennoch wird jeder versuchen, diese Verrichtungen so sanft und zart wie irgend möglich zu machen, das Baby immer wieder zu streicheln und auch mit ihm zu sprechen, um es zu trösten.

In diesem Buch wird davon die Rede sein, daß heute viel mehr sehr kleine Kinder als früher überleben. Anfangs glaubten Skeptiker, daß dies nur vordergründige Erfolge seien und daß damit die Anzahl der

Menschen mit Behinderungen in unserer Gesellschaft nur vermehrt werde. Erfreulicherweise behielten sie unrecht. Durch zahlreiche Untersuchungen ist weltweit bewiesen, daß mit den Erfolgen der modernen Frühgeborenenmedizin mehr Kinder überleben und gesund sind. War in den fünfziger Jahren noch etwa die Hälfte der überlebenden Frühgeborenen in ihrer Entwicklung gestört, so waren es in den sechziger Jahren nur noch etwa 35 Prozent. Nach neueren Untersuchungen sind heute von 100 überlebenden Frühgeborenen nur noch etwa 15 Babys in ihrer Entwicklung auffallend und gestört. Gleichzeitig konnte auch nachgewiesen werden, daß Frühgeborene, die die intensive Hilfe der modernen Frühgeborenenmedizin benötigten und überlebten, genauso gut abschnitten wie diejenigen, die diese Hilfe nicht brauchten.

Gibt es überhaupt Grenzen in der Frühgeborenenmedizin? Können alle noch so kleinen Babys überleben? Glaubt man den Berichten in den Zeitungen und Zeitschriften, so drängt sich manchmal der Eindruck auf, als finde ein zäher Wettlauf statt, wer nun das kleinste Frühgeborene oder die größte Anzahl Fünflinge oder Sechslinge «durchgebracht» hat. Es wird das Bild einer «rekordsüchtigen» Medizin vermittelt, die das Schicksal des einzelnen Kindes und seine Zukunft nur wenig berücksichtigt. Darf die Medizin alles machen, was technisch machbar ist? Die Beispiele des «Fortschritts» sind zahlreich – extrakorporale Befruchtung, Befruchtung außerhalb des Mutterleibes, intrauterine Operation, operative Eingriffe am ungeborenen Kind. Wie ist es um unsere Menschlichkeit bestellt, wenn bei uns um Babys mit etwas mehr als einem Pfund Geburtsgewicht mit allen Mitteln gekämpft wird, während in anderen Teilen der Welt Kinder auf der Straße verhungern müssen?

Da entsteht leicht der Eindruck, als handle es sich um den Luxus einer Überflußgesellschaft, wenn wir solch kleinen Frühgeborenen helfen zu überleben. Doch wir haben nicht nur die Möglichkeit, dies zu tun, sondern auch die Verpflichtung, zumindest den Versuch zu machen, jedem noch so kleinen Menschen zu seinem Recht auf Leben zu verhelfen.

Damit ergibt sich aber sofort die Verpflichtung, diese Medizin nicht unmenschlich werden zu lassen und das Überleben um jeden Preis zu versuchen. Immer deutlicher bilden sich auch hier Grenzen heraus, die von der Natur gesetzt werden und vom Menschen nur schwer zu überspringen sind. Nach den bis heute vorliegenden Untersuchungen bei sehr kleinen Frühgeborenen unter 1000 Gramm und jünger als 26 Schwangerschaftswochen werden solche biologischen Grenzen langsam erkennbar. Bei den Babys mit 800 bis 1000 Gramm Geburtsgewicht haben sich die Überlebenschancen durch die moderne Intensivmedizin in den letzten Jahren gut gebessert. Immerhin überleben weit mehr als die Hälfte, und nur etwa 20 Prozent von ihnen haben später Probleme in ihrer Entwicklung. Anders bei den Babys, die weniger als 750 Gramm wiegen und jünger als 24 Schwangerschaftswochen alt sind. Ihre Überlebenschancen – mit und ohne Intensivmedizin – haben sich kaum verändert. Außerdem ist hier die Anzahl der Kinder mit späteren Entwicklungsproblemen und Schädigungen mit etwa 50 Prozent immer noch sehr hoch.

Bei all diesen Betrachtungen darf man aber nicht außer acht lassen, daß jedes noch so kleine Frühgeborene seine eigene Geschichte, sein eigenes Schicksal hat. Und damit sein eigenes Recht auf Leben. Keiner, weder Frauenarzt noch Kinderarzt, wird sich das Recht nehmen zu entscheiden, welches Kind leben darf, weil es soundsoviel Gramm wiegt, und welches nicht, weil es zu wenig auf die Waage bringt. In der akuten Phase der Lebensbedrohung wird auch das kleinste Frühgeborene erst einmal jede nur mögliche Hilfe erhalten. In der Zeit danach wird sich dann herausstellen, ob die Behandlung fortgesetzt werden kann, damit das Kind gesund überlebt. Oder aber, ob durch die weitere Behandlung unmenschliches Leiden verlängert und eine das spätere Leben aufs schwerste beeinträchtigende Schädigung hervorgerufen wird.

Gerade auch hierbei zeigt sich, wie wichtig die enge räumliche Verbindung von Entbindungsstation und Neugeborenenintensivstation sein muß. Denn nur so ist es möglich, das kleine Baby ohne Risiko und zusätzliche Belastung nach allen Möglichkeiten der modernen Frühgeborenenmedizin sofort zu behandeln und die lebenswichtigen Entscheidungen zu treffen.

Sehen diese kleinen Frühgeborenen bei der Geburt auch manchmal erschreckend klein und zerbrechlich aus, so sind sie oft mit zwei Jahren kaum mehr von Gleichaltrigen zu unterscheiden. Doch immer wieder kommt es vor, daß Eltern «Horrorgeschichten» über alle möglichen Schäden und Behinderungen erfahren. Viele Menschen verbinden mit dem Begriff Frühgeburt noch immer Erinnerungen an Fehlgeburt, Mißgeburt oder Mißbildung. Manche Mutter hat unter diesen Vorurteilen zu leiden. Sicherlich gibt es unter den Frühgeborenen auch Babys mit Fehlbildungen, wie bei Neunmonatskindern auch, und sicherlich haben Frühgeborene, vor allem wenn sie sehr klein waren, ein höheres Risiko für Entwicklungsverzögerungen und auch für eine spätere Behinderung. Trotzdem entwickeln sich 80 bis 90 Prozent normal und sind später nicht mehr von ehemaligen Neunmonatskindern zu unterscheiden. Diese kleinen Mädchen und Jungen brauchen sicherlich sehr viel Liebe, Zärtlichkeit und Zuwendung. Um so größer wird dann aber auch die Freude sein, wenn sie später genauso flink und frech wie all die anderen herumtoben.

In diesem Buch wird das Leben einer Frühgeborenenintensivstation geschildert. Es werden Erfahrungen und Behandlungsmethoden beschrieben. Bitte beachten Sie, daß jede Intensivstation und jedes Team aus Schwestern und Ärzten eine Einheit ist und damit auch verschiedene individuelle Eigenheiten besitzt. Nicht vernachlässigen darf man, daß sich auch in der Medizin von Zeit zu Zeit die Ansichten über bestimmte Behandlungsmethoden ändern und auf der anderen Seite Erfahrungen zunehmen.

Manches wird an anderer Stelle vielleicht anders gemacht als hier beschrieben. In der Medizin gibt es oftmals für dasselbe Problem verschiedene Lösungen. Welche Behandlung gewählt wird, hängt oft von den guten oder schlechten Erfahrungen ab, die die Station damit gemacht hat.

Verlieren Sie, liebe Eltern, aber in den langen Wochen, in denen Ihr Kind nun auf der Intensivstation liegt oder beatmet wird, nicht die Zuversicht und Hoffnung. Vertrauen Sie sich den Ärzten und Schwestern an. Teilen Sie ihnen Ihre Befürchtungen und Ängste mit, suchen Sie immer wieder das Gespräch mit ihnen. Lassen Sie sich durch die Hektik und den Wirbel der Intensivstation nicht daran hindern, Ihre Ängste zu formulieren. Auch für uns, die wir auf einer Neugeborenenintensivstation arbeiten, ist das eine Hilfe. Wir sind Ihre Partner. Wir wollen Ihnen helfen, gute Veränderungen zu verstehen und in ihrer Wertigkeit einschätzen zu können. Aber auch zu lernen, mit einer Verschlechterung Ihres Kindes umgehen zu können und gefährliche Situationen besser zu ertragen.

Jürgen Steidinger

Rund 50000 Eltern in der Bundesrepublik stehen jährlich vor demselben Problem wie wir: Unser Baby kam zu früh auf die Welt.

Die bangen Fragen: Welche Chance hat es zu überleben? Wird es gesund? Was passiert mit ihm auf der Intensivstation? Ich wollte alles ganz genau wissen, suchte nach Büchern über Frühgeborene und mußte feststellen – es gibt kein Werk, das uns betroffene Eltern aufklären könnte.

So beschloß ich, ein Buch über Frühgeborene zu schreiben. Als Co-Autor und Experten gewann ich Dr. Jügen Steidinger, Leiter der Neugeborenenintensivstation vom Wandsbeker Krankenhaus in Hamburg.

Dr. Steidinger und sein Team haben meine Tochter Katharina gerettet. Dafür schulde ich ihnen großen Dank.

Klaus J. Uthicke

1. Kapitel

24. November 1982
Meine Frau Petra hatte sich seit sieben Jahren ein Baby gewünscht. Jetzt war es soweit. Sie war im sechsten Monat, und heute wollte sie sich im Krankenhaus zur Entbindung anmelden. Eine Routinesache – dachten wir.

Der Frauenarzt hatte uns gesagt, daß wir ein normales Kind bekommen würden: «Die Lage des Babys im Mutterleib, Herztöne, Größe, sechs Zentimeter Kopfdurchmesser – alles prima.» Er hatte uns den Winzling auf dem Bildschirm gezeigt, «fotografiert» mit Ultraschall. Das Baby hockte mit angezogenen Knien in der Fruchtblase, das rechte Däumchen im Mund. Meine Frau freute sich unendlich auf dieses Kind. Ich war mir nicht so sicher. Petra ist 33, aber ich bin schon 49. Ist das nicht zu alt?

11.30 Uhr
Plötzlich dieser schreckliche atemlose Anruf meiner Frau: «Klaus, es geht los. Das Kind kommt. Ich muß in den Kreißsaal. Schnell, bring mir Nachthemden, eine Zahnbürste!» Sie weint. Mir wird ganz kalt. Ein Baby im sechsten Monat? Also eine Fehlgeburt!

Ich rase aus dem Büro nach Hause, packe wahllos zusammen, was meine Frau jetzt brauchen könnte: Kosmetika, die Zahnbürste, ein Körbchen mit Haarspangen, Nagelschere, Feile – Herrgott, was hatte sie noch verlangt?

Petra liegt in einem weißen Stahlbett. Sie ist erschreckend blaß.

Neben ihrem Bett steht der Wehenschreiber, ein Kasten, groß und weiß wie ein Kühlschrank. Ein dickes Kabel mit einer «Horchmuschel» führt zum Leib meiner Frau. Der «Kühlschrank» stößt Pieptöne aus: rasend schnelle – die Herztöne unseres Babys; langsame – Petras Herztöne.

Eine elektronische Nadel saust auf der Papierrolle des Wehenschreibers hin und her: Gerade Linien – keine Wehen; Kritzellinien – Wehen. Alle 20 Minuten kommen sie. Petra erhält wehenhemmende Mittel.

«Haben wir noch eine Chance?» frage ich Professor Hickl. Er war es, der kurz

zuvor entdeckt hatte, daß bei meiner Frau die Fruchtblase bereits aus der Gebärmutter hervorgetreten war.

«Wir müssen alles versuchen, um die Wehen zu stoppen», sagt der Professor.

Wäre sie nicht zufällig an diesem Tag zur Voruntersuchung gegangen – sie hätte noch am selben Tag ihr Baby verloren.

25. November 1982

Meine Frau liegt jetzt schon den zweiten Tag im Vorraum des Kreißsaals. Die Wehen kommen immer noch. Sie ist am Ende ihrer Kräfte. «Wenn du das Kind verlierst», sage ich stockend, «dann verspreche ich dir...» Ich vollende den Satz nicht. Es kommt mir auf einmal so verlogen vor. War ich nicht schuld, daß sie das Kind verlieren würde?

Wie oft hatte ich nein gesagt, wenn sie von einem Baby sprach. Darüber waren die Jahre vergangen, und meine Frau war älter geworden. Zu alt? «Ich will das Kind!» sagt sie und preßt meine Hand.

20.00 Uhr

Wir merken erst gar nicht, daß das irre Kritzeln des Wehenschreibers aufgehört hat. Schon über eine Stunde malt er nur noch eine glatte Linie. Keine Wehen!

Petra kommt in ein Zweibettzimmer. Sie muß jetzt in Schräglage liegen. Ihr Becken wird durch ein Keilkissen nach oben «gehoben», der Kopf liegt dadurch tiefer. Bei dieser Lage dringt verstärkt Blut ins Gehirn.

Rasende Kopfschmerzen sind die Folge. Sinn der «Folter»: Die Fruchtblase soll sich zurückziehen. Nur dann kann der Professor es wagen, die Gebärmutter zuzunähen, ohne die Fruchtblase anzustechen.

Neun Tage und Nächte liegt meine Frau so im Bett, achtet angstvoll auf jede Bewegung des Babys.

4. Dezember 10.00 Uhr

Die Fruchtblase hat sich noch immer nicht zurückgezogen. Alles schien vergeblich gewesen zu sein. Da wagt Professor Hickl den gefährlichen Eingriff: Er näht die Gebärmutter trotz vorstehender Fruchtblase zu. Es geht gut.

4. Dezember 20.14 Uhr

Morgen früh soll meine Frau nach Hause entlassen werden. Überglücklich sitze ich abends an ihrem Bett. Hand in Hand schauen wir uns die Tagesschau im Klinik-Fernseher an, als das Schreckliche geschieht. Meine Frau bäumt sich auf: «Die Wehen», sagt sie gequält. Ich drücke den Alarmknopf. Zwei Minuten später ist die Schwester da. Ein Oberarzt entscheidet: «In den Kreißsaal.» Mein Gott, alles war also umsonst.

20.22 Uhr
Petra liegt jetzt im Untersuchungsraum des Kreißsaals unter dem Ultraschallgerät. Auf dem Bildschirm erscheinen die Umrisse des Babys. «Es liegt gut», beruhigt uns der Arzt. Die Wehen sind nicht mehr zu stoppen. Unser Baby will mit Gewalt auf die Welt. Sechs Monate und 14 Tage ist es jetzt alt. Nach menschlichem Ermessen hat es kaum eine Chance.

4. Dezember 20.27 Uhr
Der Arzt gibt meiner Frau eine Spritze in den Po: ein Hormon, damit sich die Lungen des Babys schneller entwickeln. In diesem Alter ist das Baby zwar schon vollkommen ausgebildet, aber seine Lungen sind es noch nicht.
Vier dieser Spritzen sind nötig. Sie dürfen nur im Abstand von zwölf Stunden gegeben werden, sonst wirken sie nicht. Doch was ist, wenn das Baby nicht mehr so lange warten will?

20.40 Uhr
Wieder kommt Petra im Kreißsaal an den Tropf mit dem wehenhemmenden Mittel. Wieder wird sie an den Wehenschreiber angeschlossen. Ganze 48 Stunden muß sie da dran hängen. Erst dann darf das Baby kommen.

6. Dezember 19.35 Uhr
Meine Frau hat es tatsächlich geschafft. Die 48 Stunden sind vorbei. Aber sie ist am Ende. Der Puls jagt. Ihre Hände sind fieberheiß und trocken wie Pergament. Ich streichle ihr übers verschwitzte Haar. «Bitte, tu mir einen Gefallen», flüstert sie schwach, «geh nach Hause.» Jetzt nach Hause? Wo das Baby jeden Moment kommen kann?

«Ihre Frau hat recht», sagt eine Schwester.

Zu Hause lege ich mich angezogen aufs Bett. Wenn nun beide nicht durchkommen, geht es mir durch den Kopf. Irgendwann schlafe ich ein. Das Telefon weckt mich.

Schwangerschaftsvorsorge

Wir wollen nun für einige Zeit Petra und Klaus verlassen und die von beiden in angstvollen Stunden gemachten Erfahrungen durch einige medizinische Erklärungen ergänzen. Wie reagieren Eltern, wenn sie erfahren, daß ihr Kind zu früh auf die Welt kommt und daß es dadurch in großer Gefahr ist? Fast alle Eltern verdrängen zum Glück solche Gedanken, solange es keine Probleme gibt. Sie glauben daran, daß ihr Baby gesund und zur normalen Zeit geboren wird. Stellt es sich dann im Verlauf der Schwangerschaft anders heraus, tauchen für Vater und Mutter unendlich viele Ängste auf, quälende Fragen stürmen auf sie ein. Plötzlich wird das beglückende Gefühl, daß da im Mutterleib ein kleiner Mensch heranwächst, durch die Furcht vor der drohenden Frühgeburt unterbrochen. Die Mutter ängstigt sich, ob das kleine Wesen überhaupt lebensfähig sei, und entwickelt vielleicht Schuldgefühle, fragt sich, ob sie etwas falsch gemacht habe. Vielleicht fürchtet sie auch, unfähig zu sein, ein gesundes Kind zu gebären.

Sicher ist es für diese Eltern nur ein kleiner Trost, daß Frühgeburten nichts Außergewöhnliches sind. Immerhin kommen etwa sieben Prozent aller Babys zu früh zur Welt. Es ist aber wichtig für alle Eltern zu wissen, daß sich das Risiko einer Frühgeburt durch eine sehr sorgfältige und regelmäßige Schwangerschaftsüberwachung deutlich verringern läßt.

Jede schwangere Frau sollte deshalb mindestens zehn- bis zwölfmal zur Vorsorgeuntersuchung zum Frauenarzt gehen. Nur so kann er sehen, ob die Schwangerschaft normal verläuft. Bei den ersten Untersuchungen zu Beginn der Schwangerschaft sieht der Frauenarzt auch nach, ob die Mutter Röteln oder andere Infektionen hatte. Mit dem Einverständnis der Mutter kann dabei auch ein Aids-Test gemacht werden.

Eine der wichtigsten Vorsorgeuntersuchungen ist der *Ultraschall**. Dabei wird das Baby im Mutterleib auf einem Bildschirm sichtbar gemacht und «fotografiert». Diese Untersuchung gilt bisher als gefahrlos für Mutter und Kind. Da keine Röntgenstrahlen benutzt werden, kann sie beliebig oft wiederholt werden. Jeder schwangeren Frau stehen gesetzlich mindestens zwei Ultraschalluntersuchungen zu.

Die erste Ultraschalluntersuchung. Sie wird in der Regel zwischen der 16. und 20. Schwangerschaftswoche gemacht. Dabei kann der Arzt sowohl die Größe als auch das «Alter» des Babys feststellen. Ferner kann er sehen, ob es allein ist im Mutterleib oder ob es noch ein Geschwisterchen hat. Und ganz wichtig: Er kann auf dem Bildschirm erkennen, ob das Kind eine im Ultraschall sichtbare Fehl- oder Mißbil-

* *Kursiv* gesetzte Wörter werden im Anhang «Medizinische Fachbegriffe» ausführlich erklärt.

dung hat. Nicht alle kann der Frauenarzt schon so früh sehen. Mißbildungen, die er im Ultraschall entdecken kann, sind zum Beispiel der offene Rücken (*Meningomyelozele*), Wassernieren (*Hydronephrose*) oder Fehlbildungen an Armen und Beinen.

Die zweite Ultraschalluntersuchung. Sie wird in der Regel in der 32. bis 34. Schwangerschaftswoche vorgenommen. Der Frauenarzt kontrolliert jetzt, wie das Kind gewachsen ist. Wenn es zu langsam wächst, kann zum Beispiel eine Stoffwechselstörung oder eine Unterfunktion des Mutterkuchens, der *Plazenta*, vorliegen. Man nennt dies eine *Plazentainsuffizienz*. Sie hat zur Folge, daß das Baby nicht richtig ernährt wird und im Wachstum zurückbleibt. Ja, im schlimmsten Fall kann es dabei sogar im Mutterleib «verhungern».

Was das Baby im Mutterleib schon alles kann

Sie werden sich wundern, was Ihr Kind bis zur Geburt schon alles macht und wie es sich die Zeit vertreibt.

Zwischen der 8. und 9. Woche: Man sieht, wie es sich zum erstenmal bewegt. Zwischen der 10. und 13. Woche: Das Baby beugt den Kopf nach hinten, es dreht ihn sogar schon. Ab der 15. Woche kann es auch den Kopf nach vorn beugen. Ab der 16. Woche streckt es sich zum erstenmal. In dieser Zeit beginnt es auch schon zu saugen und gähnt ab und zu. Es macht auch die ersten Atembewegungen, sein Brustkorb hebt und senkt sich – ohne daß das Baby wirklich atmet. Sehr genau studiert wurden diese Entwicklungsphasen unter anderem von der holländischen Arbeitsgruppe um Professor Prechtl. Sie widerlegte die Vorstellung, daß ein Kind erst nach der Geburt alle Bewegungsabläufe, wie Strecken und Beugen, lernen muß. Nach ihren Beobachtungen kann es alle Bewegungen bereits im Mutterleib und muß dann nach der Geburt lernen, sie unter seine Kontrolle zu bringen.

Bei Ultraschalluntersuchungen hat man auch festgestellt, daß Babys bereits in der 36. Schwangerschaftswoche einen Schlaf- und Wachrhythmus haben.

Was ist eine Frühgeburt?

Als Frühgeborene – «Frühchen» – bezeichnet man alle Babys, die vor der 37. Schwangerschaftswoche auf die Welt kommen. Das heißt, die Schwangerschaft dauerte weniger als 260 Tage. Diese Babys wiegen in der Regel weniger als 2500 Gramm bei der Geburt. Die Schwangerschaftsdauer oder das Schwangerschaftsalter wird errechnet nach dem ersten Tag der letzten normalen Regel. Der Frauenarzt bezeichnet das Schwangerschaftsalter auch als *Gestationsalter*.

Normale Frühgeborene (eutroph/appropriate for gestational age). In jeder Schwangerschaftswoche hat das Kind ein bestimmtes Gewicht, wenn die Schwangerschaft normal verläuft. In der 30. Woche zum Beispiel wiegt es in der Regel 1500 Gramm. Kommt es also schon in der 30. Woche zur Welt und wiegt 1500 Gramm, so spricht man von einem normalen oder eutrophen Frühgeborenen.

Frühchen mit «Untergewicht» (hypotroph/small for gestational age). Kommt ein Frühgeborenes in der 30. Woche zur Welt und wiegt statt 1500 Gramm nur 1000 Gramm, so hat es «Untergewicht». Ursache kann hier zum Beispiel eine Unterfunktion des Mutterkuchens (*Plazentainsuffizienz*) sein. Oder aber die Mutter hat in der Schwangerschaft stark geraucht.

Frühchen mit «Übergewicht» (hypertroph/large for gestational age). Kommt ein Frühgeborenes in der 30. Woche zur Welt und wiegt statt 1500 Gramm aber 1800 Gramm, so hat es «Übergewicht». Ursache kann sein, daß die Mutter zum Beispiel zuckerkrank ist, Diabetes mellitus hat.

Fehlgeburt. In der Bundesrepublik gelten juristisch Kinder, die vor der 27. Schwangerschaftswoche geboren werden und weniger als 1000 Gramm wiegen, bisher noch als Fehlgeburt. Diese Einteilung aber ist dringend überholungsbedürftig. Früher haben nur sehr wenige dieser Babys bei der Geburt gelebt und später auch überlebt. Durch die moderne Medizin sind ihre Chancen, gesund zu überleben, aber sehr stark angestiegen. In manchen Kliniken schaffen das etwa 80 Prozent der Kinder, die zwischen 800 und 1000 Gramm wiegen. Wie soll man ihren Eltern verständlich machen, daß sie eine «überlebende Fehlgeburt» haben? Oder wie soll der Frauenarzt der Mutter die Notwendigkeit eines

Kaiserschnitts zur Schonung des Babys erklären, wenn das Kind als Fehlgeburt bezeichnet wird? Aus all diesen Gründen sollte auch bei uns das Gesetz, das diese zu früh geborenen Kinder unter 27 Schwangerschaftswochen als Fehlgeburt bezeichnet, geändert werden. Danach wird dann wohl die Definition der Weltgesundheitsorganisation (WHO) gelten: Babys, die jünger als 24 Schwangerschaftswochen und weniger als 500 Gramm wiegen, werden als Fehlgeburt bezeichnet.

Wie kann eine drohende Frühgeburt erkannt werden?

Viele Frauen, die schwanger sind, haben ab und zu Angst: Wird mein Kind gesund? Hoffentlich kommt es nicht zu früh! Was kann ich tun, damit alles gut und normal verläuft?

Durch die regelmäßige Vorsorgeuntersuchung beim Frauenarzt können solche Ängste sicherlich abgebaut werden. Er kann feststellen, ob die Schwangerschaft normal verläuft, und bei Störungen sofort helfen. Ihn kann die werdende Mutter jederzeit fragen, wie es um das Baby in ihrem Leib steht. Er wird ihr auch die Zeichen einer drohenden Frühgeburt erklären.

Signale einer Frühgeburt: Blutungen aus der Gebärmutter, ziehende Schmerzen im Unterleib, vorzeitig einsetzende Wehen, blutiger Ausfluß, plötzliche Schwächezustände mit Übelkeit und Erbrechen, Abgang von Fruchtwasser vor dem Geburtstermin. Bemerkt eine werdende Mutter diese Anzeichen bei sich, muß sie sofort den Frauenarzt, die Frauenärztin oder eine Frauenklinik aufsuchen. Nur hier kann dann festgestellt werden, ob wirklich eine Frühgeburt droht und ob sie noch zu verhindern ist. Übersieht eine Mutter aber diese Anzeichen, so kann für das kleine Kind schwerer Schaden entstehen.

Der Arzt untersucht die gefährdete Mutter äußerst gründlich. Er tastet ihren Bauch ab und versucht, den Zustand der Schwangerschaft zu erkennen. Dabei hilft ihm wiederum der *Ultraschall.* Auf dem Bildschirm kann der Arzt sehen, wie das Kind liegt und ob es sich bewegt. Daneben wird er mit dem Wehenschreiber, dem *Cardiotokographen (CTG)*, die einsetzenden Wehen und die Herztöne des Babys überwachen.

Der Wehenschreiber. Auf den Leib der Mutter wird ein «Fühler» aufgesetzt, eine *Elektrode*, die durch ein Kabel mit dem Wehenschreiber verbunden ist. Sie nimmt die Wehen und die Herzfrequenz des Babys auf und überträgt sie in Linien auf einen Bildschirm. Zusätzlich zeichnet eine Nadel diese Kurven und Linien fortlaufend auf Papier auf. So kann der Frauenarzt den Verlauf der Wehen und ihre Stärke genau verfolgen und sofort notwendige Entscheidungen treffen.

Zeigt die Nadel an, daß der Herzschlag des Babys unter 100 Schläge pro Minute fällt – normal sind 120 bis 160 Schläge pro Minute – oder daß er längere Zeit über 160 Schläge pro Minute ansteigt, könnte das Kind in Schwierigkeiten sein. So könnte es sich zum Beispiel aus irgendeinem Grund kurz die Nabelschnur abgedrückt haben und vorübergehend zuwenig Sauerstoff bekommen. Oder es könnte eine Infektion im Entstehen sein. Möglicherweise muß dann sogar die Frühgeburt eingeleitet werden, um das Kind zu retten.

Der Wehenschreiber zeigt außerdem jede Veränderung des kindlichen Herzschlags während der Wehen an. Als Folge einer Wehe kann sich der Herzschlag des Babys vorübergehend verlangsamen. Braucht sein Herz zu lange, um sich zu erholen und normal zu schlagen, kann dies ein Alarmzeichen für den Frauenarzt sein. Er nennt diese Veränderungen *Dezelerationen*. Treten sie gehäuft auf oder dauern sie zu lange, so muß er möglicherweise eingreifen, um das Kind aus seinen Schwierigkeiten zu befreien, um es vor drohendem Sauerstoffmangel zu bewahren.

Warum kommt es zur Frühgeburt?

Viele Eltern stellen sich bei der Mitteilung, ihr Baby komme zu früh zur Welt, bange Fragen nach den Ursachen für diese Frühgeburt. Warum gerade bei uns? Haben wir etwas falsch gemacht? Diese Fragen können zur Qual werden und die Freude auf das kleine Kind arg dämpfen. Schuldzuweisungen sind gar nicht selten. Wie zum Beispiel bei der Mutter des kleinen Dirk. Er kam sieben Wochen zu früh. Seine Mutter mußte sich immer wieder die Vorwürfe des Vaters anhören: Die Frühgeburt und damit die Behandlung des Babys auf der Neugeborenenintensivstation mit Beatmung sei ihre Schuld. Sie mußte ja unbedingt noch vor Ostern die ganze Wohnung mit allen Fenstern putzen. Und prompt sei es danach zu den Wehen gekommen.

Oder die Gewissensbisse, die sich die Eltern der kleinen Silke machten. Sie litten unter der Vorstellung, das Baby durch ihr zärtliches Zusammensein sechs Wochen zu früh auf die Welt gedrängt zu haben.

Doch was sind die wirklichen Ursachen für eine Frühgeburt?

Risikofaktoren durch die Mutter. Sie ist noch sehr jung, unter 18 Jahre. Sie ist für eine Schwangerschaft schon ziemlich alt, über 38 Jahre. Sie ist nicht bei «bester Gesundheit». Sie hat Übergewicht, ist zuckerkrank oder sie hat Asthma bronchiale. Sie ist blutarm, hat zu hohen oder zu niedrigen Blutdruck. Sie hat Probleme mit ihren Nieren, vielleicht häufig Nierenbeckenentzündungen. Sie hatte schon mehrere Fehl- oder Frühgeburten. Hat Veränderungen in der Gebärmutter, zum Beispiel eine Gebärmutterhalsschwäche (*Zervixinsuffizienz*). Oder aber sie ernährt sich nicht gesund, zu einseitig. Sie nimmt zuwenig Vitamine oder zuwenig Eiweiß oder zuwenig Fett zu sich. Sie raucht stark während der Schwangerschaft und hält sich nicht an die Empfehlung, am besten ganz aufzuhören oder, wenn es nicht anders geht, zumindest weniger als fünf Zigaretten pro Tag zu rauchen. Oder aber die Mutter trinkt regelmäßig Alkohol.

Risikofaktoren durch das Kind. Es handelt sich um mehr als ein Baby, um Zwillinge, Drillinge oder noch mehr. Das Kind hat eine bisher nicht bemerkte Fehl- oder Mißbildung oder eine angeborene Stoffwechselerkrankung. Es liegen Veränderungen des Mutterkuchens (*Plazenta*) vor, er befindet sich zum Beispiel an einer anderen Stelle als normal.

Risikofaktoren durch Umwelt und Lebensgewohnheiten. Die Mutter ist zum Beispiel alleinstehend und muß für ihren Lebensunterhalt selbst aufkommen. Sie muß auch während der Schwangerschaft schwer arbeiten. Sie steht vielleicht unter schweren psychischen Belastungen, leidet unter seelischem Stress, hat Schwierigkeiten mit dem Vater des Babys. Sie hat Angst vor drohender Arbeitslosigkeit. Oder sie hat eine große Familie zu versorgen, und «alles wächst ihr über den Kopf». Eine ganz wichtige Rolle spielen das Rauchen und der Alkohol. Andere Ursachen können aber auch große Reisen und schnelle klimatische Veränderungen (Aufenthalt in den Tropen) sein.

Trotz der vielen möglichen Ursachen gibt es auch Frühgeburten, bei denen man nie genau feststellen kann, wodurch sie ausgelöst wurden. Gleichgültig, warum ein Baby letztlich zu früh auf die Welt drängte und nicht warten konnte: auf keinen Fall sollten sich die Eltern mit Schuldgefühlen belasten und krampfhaft nach den Ursachen forschen. Sie sollten vielmehr ihre ganze Kraft und Liebe auf ihr kleines Frühchen konzentrieren und seinen nicht ganz leichten Weg ins Leben.

Frühgeborene und ihre Chancen

Etwa 50000 Babys kommen in der Bundesrepublik jährlich zu früh zur Welt. Das sind immerhin rund sechs Prozent aller Neugeborenen. Diese Zahlen sind in fast allen modernen westlichen Industriestaaten ähnlich. In einer Großstadt wie Hamburg mit etwa 1,8 Millionen Einwohnern rechnet man bei etwa 16000 Geburten pro Jahr zum Beispiel mit rund 1100 Frühgeborenen. Etwa ein Prozent aller Neugeborenen sind dabei Frühgeborene unter 1500 Gramm. In Hamburg kommen also jedes Jahr etwa 160 Frühgeborene zur Welt, die weniger als 1500 Gramm wiegen. Frühgeborene kann man nach ihrem Geburtsgewicht oder ihrem Schwangerschaftsalter in vier Gruppen einteilen:

2500 bis 1500 Gramm oder älter als 30 Schwangerschaftswochen. Diese Babys haben schon seit langem eine gute Überlebenschance gehabt, über 95 Prozent. Treten keine Komplikationen nach der Geburt auf und war es vorher nie zu Sauerstoffmangel gekommen, entwickeln sie sich fast immer normal. Allerdings können auch noch Babys zwischen 30 und 34 Schwangerschaftswochen (1500 bis 2000 Gramm) Probleme mit einem *Atemnotsyndrom* haben.

1500 bis 1000 Gramm oder zwischen 27 und 30 Schwangerschaftswochen. Frühgeborene dieser Gruppe hatten noch bis vor etwa zehn Jahren nur etwa 30 Prozent Überlebenschancen. Inzwischen können mehr als 90 Prozent dieser Kinder überleben. Die meisten von ihnen entwickeln sich gesund und normal. Bei etwa 12 bis 15 Prozent der überlebenden Kinder können allerdings meist vorübergehende Störungen in der Entwicklung auftreten, die behandelt werden müssen.

1000 bis 750 Gramm oder 25 bis 26 Schwangerschaftswochen. Diese Frühgeborenen hatten bis vor rund zehn Jahren kaum realistische Lebenschancen. Heute kann weit mehr als die Hälfte dieser Babys überleben. Etwa 20 Prozent von ihnen, also von 100 Überlebenden 20

Kinder, haben Entwicklungsstörungen und leiden unter Folgen der Frühgeburt, die behandelt werden müssen.

Unter 750 Gramm oder jünger als 25 Schwangerschaftswochen. Auch hier haben sich die Chancen zu überleben drastisch gebessert. Bei den Babys unter 700 Gramm sind sie freilich sehr gering. Bei etwa der Hälfte dieser Überlebenden treten später Störungen auf, die behandelt werden müssen.

All diese Angaben sind jedoch keine festen, unveränderlichen Zahlen. Sie verändern sich von Jahr zu Jahr und sind von Krankenhaus zu Krankenhaus verschieden. Besonders der Transport sofort nach der Geburt spielt bei den sehr kleinen Frühchen eine sehr belastende Rolle. Deshalb sollte nach Möglichkeit vor der Geburt eines kleinen Frühgeborenen unter 1500 g die Mutter zur Entbindung in ein perinatales Zentrum (Geburtsklinik – Neugeborenenintensivstation – Kinderklinik) verlegt werden. Trotzdem verläuft das Schicksal eines jeden einzelnen Frühgeborenen immer wieder anders und läßt sich nicht in starre Prozentzahlen pressen. Jedes Baby hat seine eigene Geschichte und damit auch sein eigenes Risiko oder seine eigene Chance zu überleben.

Eine Frühgeburt droht – kann sie aufgehalten werden?

Kommt eine Mutter bei den leisesten Anzeichen einer Frühgeburt rechtzeitig zu ihrem Arzt, ihrer Ärztin oder in die Frauenklinik, so kann das drängelnde Kind hier häufig gebremst werden. Will es vor der 32. Schwangerschaftswoche kommen, wird der Frauenarzt auf jeden Fall versuchen, dies zu verhindern. Vorausgesetzt, es besteht kein Risiko für das Kind oder die Mutter. Denn in diesem Alter sind noch viele Organe des Babys, vor allem die Lungen, nicht reif genug für ein Leben außerhalb der Gebärmutter. Der Frauenarzt hat mehrere Möglichkeiten, eine Frühgeburt aufzuhalten:

* Er verordnet der Mutter Bettruhe und gibt ihr beruhigende Medikamente. Von diesen Mitteln weiß man, daß sie dem Baby nicht schaden.
* Er gibt der Mutter wehenhemmende Medikamente (Tokolytika). Diese Mittel werden entweder als Tabletten (*oral*) oder als «Dauertropf» direkt in die *Vene* verabreicht. Ergänzt werden sie durch Beruhi-

gungsmedikamente und Bettruhe. Während dieser Behandlung muß die Mutter sorgfältig beobachten, ob sie die Flüssigkeitsmenge, die sie zu sich nimmt oder trinkt, auch in etwa wieder als Urin ausscheidet. Denn sonst könnte sich zum Beispiel zuviel Wasser im Gewebe ansammeln. Dies würde zu einer großen Belastung für das mütterliche Herz führen und könnte auch Probleme für das Kind bringen. Der Frauenarzt überwacht in dieser Zeit Herz und Kreislauf besonders genau. Fast immer wird diese Behandlung einer drohenden Frühgeburt stationär durchgeführt.

Die Behandlung mit wehenhemmenden Medikamenten unter strenger ärztlicher Kontrolle bleibt in der Regel ohne Beeinträchtigung oder Schaden für Mutter und Kind. Nur bei etwa fünf von 100 Babys werden danach vorübergehende leichtere Störungen beobachtet, die nach wenigen Tagen wieder von allein verschwinden. Hat die Mutter längere Zeit Tokolytika bekommen, so sind die Babys nach der Geburt häufig unruhiger, haben manchmal ein leichtes Zittern und neigen zur Unterzuckerung im Blut (*Hypoglykämie*).

Zwar kann der Frauenarzt durch diese Behandlung eine Frühgeburt nicht immer verhindern. Aber es ist ihm oft möglich, den Zeitpunkt der für das Kind lebensgefährlichen Geburt noch etwas hinauszuschieben. Dieser Aufschub bedeutet für das Baby oft wertvolle Zeit, in der sein Organismus, besonders seine Lunge, reifen kann. Außerdem gelingt es damit häufig, eine Schwangerschaft, die unbehandelt als Fehlgeburt geendet hätte, so lange zu erhalten, bis das Baby als Frühgeborenes lebensfähig ist und realistische Chancen hat.

Die Erfolge wehenhemmender Medikamente beim Verhindern oder Hinauszögern einer Frühgeburt sind durch viele Untersuchungen bestätigt. Besonders bedeutungsvoll ist diese Verzögerung oder Verhinderung der Frühgeburt, wenn das Kind noch unter 800 oder unter 1000 g wiegt und dadurch sehr gefährdet ist. Indem es noch 2 oder 3 Wochen im Mutterleib bleiben kann, verbessern sich seine Überlebenschancen.

* Eine weitere Möglichkeit, eine Frühgeburt aufzuhalten, besteht im künstlichen Verschluß des Muttermundes. Wenn sich die Gebärmutter vorzeitig geöffnet hat, zum Beispiel durch vorzeitige Wehen oder eine Schwäche des Gebärmutterhalses, wird der Muttermund künstlich verschlossen. Das kann aber nur geschehen, wenn sich die Wehen wieder beruhigt haben.

Es gibt verschiedene Methoden, den Muttermund zu verschließen. Er kann mit einem Kunststoffband «zugenäht» werden; das nennt man eine *Cerclage*. Eine andere Behandlung besteht darin, den Muttermund mit einem gewebefreundlichen Klebstoff «zuzuleimen». Diese Methode wird allerdings nicht überall angewandt.

Die Lungenreifung

Stellt der Frauenarzt jedoch fest, daß die Geburt trotz seines intensiven Bemühens nicht aufzuhalten ist, und beträgt das Gestationsalter des Kindes weniger als 34 Schwangerschaftswochen, wird er im allgemeinen versuchen, die Reifung der Lunge zu beschleunigen. Denn sie ist noch unreif und für die Atmung außerhalb des Mutterleibes nicht genügend vorbereitet. Im Mutterleib braucht das Kind seine Lungen noch nicht. Es bezieht seinen Sauerstoff aus dem Blut der Mutter, wobei der Mutterkuchen (*Plazenta*) eine Art «Tankstelle» darstellt.

Da die Lunge noch ohne Funktion ist, sind die Lungenbläschen (*Alveolen*) auch noch nicht entfaltet. Sie ähneln leeren Luftballons. Kommt ein Kind zur Welt, entfalten sich diese Bläschen nach dem ersten Schrei wie aufgeblasene Ballons. Sie bleiben auch dann entfaltet, wenn das Baby die Luft wieder ausatmet. Dafür sorgt eine körpereigene Substanz in den Lungenbläschen, der *Surfactant-Faktor*.

Bei zu früh Geborenen (besonders vor der 34. Schwangerschaftswoche) ist dieser Surfactant-Faktor noch nicht in ausreichender Menge gebildet. Da er in den Lungenbläschen fehlt, können sie sich entweder nicht richtig entfalten, die Lunge bleibt unbelüftet. Es liegt eine *Atelektase* vor. Oder aber die Lungenbläschen fallen nach der Ausatmung sofort wieder in sich zusammen (kollabieren). Die Lunge ist dann nicht allein in der Lage, sich mit Luft zu füllen und den Sauerstoff aus der Atemluft ins Blut aufzunehmen. In den schlaffen, nicht entfalteten Lungenbläschen bilden sich feine Häutchen aus Eiweiß (*hyaline Membranen*), die eine normale Atmung noch mehr behindern oder gar unmöglich machen. Die jetzt entstandene Erkrankung nennt man *Atemnotsyndrom* oder Membransyndrom.

Wie kann man erkennen, ob die Lunge reif ist? Durch eine Untersuchung des Fruchtwassers kann der Frauenarzt schon vor der Frühgeburt feststellen, wie reif die Lunge des Babys ist. Hierzu punktiert er die Fruchtblase, entnimmt mit einer Spritze etwas Fruchtwasser und schüttelt es in einem Reagenzglas. Wenn sich genügend Schaumbläschen bilden, hat er den Hinweis dafür, daß die Lungenbläschen zur Atmung reif sind. Durch eine noch genauere Methode kann er im Labor die Substanzen aus dem Fruchtwasser bestimmen, die an der Bildung des Surfactant-Faktors mitwirken, und die Reife der Lunge beurteilen.

Die Lungenreifung kann beschleunigt werden. Wie wir bei Petra gesehen haben, gibt es Medikamente, die die Lunge schneller reifen lassen. Das eine muß mindestens 48 Stunden vor der Geburt mehrmals verabreicht werden. Dieses Mittel stammt von einem Hormon aus der Nebenniere. Diese «Reife-Kur» wird in der Regel dann angewandt, wenn die Frühgeburt nicht mehr sicher aufzuhalten ist. Das andere Medikament, Ambroxol, muß über mindestens 5 Tage verabreicht werden. Oft wird die Reifebehandlung auch in Abständen von etwa zwei Wochen wiederholt, um ganz sicherzugehen. Ein Beispiel: Wenn bereits in der 28. Schwangerschaftswoche vorübergehend eine Frühgeburt drohte, erhält die Mutter die erste «Reife-Kur». Beruhigt sich die Gebärmutter wieder und droht dann endgültig in der 30. Woche die Frühgeburt, bekommt die Mutter häufig noch mal eine Behandlung. So kann der Erfolg, die Lungenreifung, noch sicherer gemacht werden. Ist die Fruchtblase vorzeitig gesprungen, wird meist auf das hormonartige Medikament verzichtet. Dann nämlich besteht die Gefahr einer Infektion, und durch das hormonartige Medikament (Kortikoid) würden die Abwehrkräfte zusätzlich geschwächt.

Was passiert, wenn die Lunge trotzdem nicht reift? Bleibt die Reifung der Lunge aus oder unvollständig, bekommen solche Kinder sehr häufig ein *Atemnotsyndrom*. Sie können nicht ausreichend selbst atmen und brauchen Atemhilfen. Entweder muß ihre Atemluft im Brutkasten (Inkubator) zusätzlich mit Sauerstoff angereichert werden, oder aber eine Beatmungsmaschine muß die künstliche Beatmung des Babys vorübergehend übernehmen. Vielleicht wird auch diesen Babys schon in naher Zukunft die Beatmung erspart. Zur Zeit befinden sich mehrere Präparate in der klinischen Erprobung, die künstlich hergestellten oder natürlich gewonnenen (z. B. aus Kälberlungen) Surfactant-Faktor enthalten. Noch ist keines dieser Präparate vom Bundesgesundheitsamt in der BRD zugelassen, und ausgedehnte Untersuchungen sind noch erforderlich, um nicht in der Euphorie des Erfolges mögliche Nebenwirkungen für die spätere Zukunft des Kindes zu übersehen. Die bisherigen Behandlungsversuche lassen jedoch fast «wahre Wunder» erwarten.

Diese Surfactant-Faktorlösung wird dem Baby in den ersten Stunden nach der Geburt über den Tubus in die Luftröhre gespritzt und dann durch Beatmung in die Bronchien und beide Lungen verteilt. Es breitet sich ein feiner Film des Surfactant-Faktors in den Lungenbläschen aus, und sie können nicht mehr zusammenfallen.

Wir haben auf den vergangenen Seiten vieles erfahren über die drohende Frühgeburt, ihre Risiken, ihre Verhinderung und Behandlung. Wir sind jetzt wieder an dem Punkt der Geschichte angelangt, an der wir Petra und ihr mit Macht zur Welt drängendes Baby verlassen haben.

2. Kapitel

7. Dezember 0.15 Uhr
«Sie können jetzt kommen», sagt eine Schwester. So schnell bin ich noch nie bei meinem Auto gewesen.

0.40 Uhr
Das erste, was ich im Kreißsaal sehe, ist ein großer Glaskasten auf vier Rädern mit einem Gewirr von Schläuchen: der Transport-Brutkasten. Sofort nach der Geburt soll unser Kind da reingelegt werden. Es muß so schnell wie möglich in die sechs Kilometer entfernte Intensivstation in Wandsbek. Das ist eine Klinik, die sich auf Frühgeborene spezialisiert hat.

Voll Angst starre ich auf die große weiße Tür, hinter der in diesem Augenblick meine Frau das Baby bekommt. Plötzlich höre ich durch die Tür einen Schrei, unendlich dünn und zart. Der erste Schrei unseres Kindes! Eine Schwester kommt raus: «Gratuliere, ein Mädchen.» Dann kommt eine junge Ärztin, eilt auf den Brutkasten zu. In ihren Händen hält sie ein kleines Paket aus Stanniolpapier. Da drin, das soll meine Tochter sein? Entsetzt starre ich auf das Päckchen. Das Wesen, das meine Tochter sein soll, erinnert mich an ein Vogeljunges, das zu früh aus dem Nest gefallen ist. Die eingeknickten Beinchen und Ärmchen, die viel zu weite, faltige Haut, die blutrot und von tausend blauen Äderchen durchzogen ist. Diese Handvoll Mensch, 37 Zentimeter lang, 1040 Gramm schwer, meine Tochter? Ich weine. Die Ärztin schnauzt mich an: «Was wollen Sie denn? Ihr Baby lebt, es kann von selbst atmen. Die Haut ist nur vom Sauerstoff so rot. Das Stanniolpapier soll seine Körperwärme halten.»

Sie legt die Handvoll Tochter in den Brutkasten, heftet vier Elektroden auf den winzigen Körper. Sie sollen Herz und Sauerstoffgehalt im Blut kontrollieren. Dann schiebt sie ihr einen dünnen Schlauch durchs Nasenloch bis in die Lunge. Er ist ans Beatmungsgerät angeschlossen. Und ab rollt der Wagen in die Nacht.

Meine Frau lächelt matt, als ich an ihr Bett trete. «Ein Mädchen», sagt sie glücklich. Sie hatte sich immer ein Mädchen gewünscht. Sie hat in dieser Stunde vergessen, daß unsere Tochter in höchster Lebensgefahr schwebt. Schon in dieser Nacht kann sie sterben.

Die Geburt

Das Baby von Petra und Klaus war trotz wehenhemmender Mittel und «zugenähter» Gebärmutter nicht mehr zu halten – es wollte unbedingt kommen.

In vielen Städten der Bundesrepublik wird inzwischen versucht, bei solch kleinen Frühgeborenen möglichst rechtzeitig vor der Geburt die Mutter mit ihrem Frühgeborenen im Bauch (intrauterin) in ein perinatologisches Zentrum zu verlegen. – Also in ein Krankenhaus, das Geburtsklinik, Neugeborenenintensivstation und Kinderklinik unter einem Dach oder zumindest auf demselben Gelände beherbergt.

Durch die Ultraschalluntersuchung hatte der Frauenarzt festgestellt, daß die Kleine nur etwa 1000 Gramm wog. Bei einem solchen Winzling hat der Geburtshelfer verschiedene Möglichkeiten, das Baby besonders schonend auf die Welt zu holen.

Durch den Kaiserschnitt (Sectio caesarea). Dabei wird die Bauchdecke mit ihren verschiedenen Schichten und anschließend die Gebärmutter mit einem 10 bis 15 Zentimeter langen Schnitt geöffnet. Dann holt der Geburtshelfer das Baby mit seinen Händen heraus, ohne daß es dabei zusammengepreßt wird wie bei einer normalen Geburt durch die Scheide (vaginale Entbindung). Ein Kaiserschnitt kann wie andere Operationen in Vollnarkose der Mutter gemacht werden. Dies hat dann den Nachteil, daß das Baby durch die Narkosemittel, die durch die *Plazenta* ins Blut gelangen, belastet wird. Solche Babys sind anschließend häufig schlaff und atmen nicht ausreichend selbst.

Durch eine örtliche Betäubung kann der Kaiserschnitt bei vollem Bewußtsein der Mutter vorgenommen werden. Sie erlebt, wie ihr Baby zur Welt kommt. Dabei wird im Bereich der Lendenwirbelsäule ein lokal wirkendes Narkosemittel in den Raum zwischen dem Wirbelknochen und die das Rückenmark umhüllende harte Haut (Dura) gespritzt. In diesem Spalt befindet sich kein Rückenmark. Hier verlaufen die den Unterleib und die Beine versorgenden Nerven, bevor sie die

Wirbelsäule verlassen. Durch das Medikament werden diese Nerven betäubt, es verursacht für die Zeit der Operation vollkommene Schmerzfreiheit, ohne daß das Baby durch das Mittel beeinträchtigt wird. Diese Spritze wird auch Periduralanästhesie genannt.

Entbindung mit der Zange (Forzepsentbindung). Hat sich das Baby aber schon zu weit aus der Gebärmutter hervorgewagt, wird es der Frauenarzt auf natürlichem Weg holen müssen. Damit das zerbrechliche Frühchen durch den engen Geburtskanal der Mutter nicht zu stark zusammengedrückt wird, kann er ihr schmerzstillende und damit entkrampfend wirkende Medikamente geben. Danach holt er das Kleine langsam und schonend mit der Zange. Ihre beiden löffelartigen Hälften umschließen dabei schützend den Kopf des Babys.

Die Spiegelentbindung (Spekulumentbindung). Sie ist eine weitere möglichst schonende Art der Entbindung auf natürlichem Weg durch die Scheide. Mit zwei gebogenen «Schuhlöffeln», die in die Scheide eingeführt werden, dehnt der Frauenarzt den Geburtskanal auf und leitet unter dem Schutz seiner Hand das kleine Köpfchen sanft nach außen. Bei Frauen, die schon mehrere Kinder bekommen haben, braucht man diese Hilfsmittel häufig nicht mehr. Ihr Geburtskanal dehnt sich meist leichter.

Selbstverständlich richtet sich die Art der Entbindung auch nach der Lage des Kindes im Mutterleib. Wenn das Baby mit dem Po zur Welt kommen will (Beckenendlage), wird der Geburtshelfer sicher eine andere Art der Entbindung wählen, als wenn der Kopf zuerst erscheint. Bei allen Überlegungen nach der schonendsten Art der Entbindung für das Baby wird der Geburtshelfer aber immer beachten, daß kein Risiko für das Leben der Mutter auftritt.

Die Trennung. Der glücklichste Augenblick im Leben einer werdenden Mutter ist der, in dem ihr die Hebamme das Neugeborene auf den Bauch legt. Das ist der Moment des ersten Kennenlernens. Mutter und Kind nehmen den ersten Blickkontakt auf – ihre Beziehung außerhalb des Mutterleibs beginnt. Nach den Anstrengungen der Geburt kann die Mutter ihr Kind streicheln und ertasten.

Auf dieses herrliche Glücksgefühl müssen Mütter von Frühgeborenen meistens verzichten. Ihr Kind wird abgenabelt, seine verschleimten Atemwege werden abgesaugt, und dann wird es ganz schnell dem bereitstehenden Kinderarzt übergeben. Da es seine Körperwärme nicht verlieren darf, wird es auf einen beheizten Behandlungstisch (Reanimationsplatz) mit kuschelig angewärmten Tüchern gelegt. Auf dem Bauch der Mutter bekäme es nicht genügend Wärme und würde schnell auskühlen. Es könnte außerdem nicht mit Sauerstof versorgt werden.

Die erste Untersuchung – der Apgar-Test

Dieser Test wird seit 1958 überall in der Welt, wo Babys geboren werden, durchgeführt. Benannt wurde er nach der amerikanischen Ärztin Virginia Apgar. Bei dieser Untersuchung läßt sich genau feststellen, ob das Baby bei der Geburt Schwierigkeiten hatte, ob es zum Beispiel zuwenig Sauerstoff bekam. Daneben sieht der Arzt, wie vital und lebensfrisch das Kind ist und wie es weiter versorgt werden muß.

Untersuchung	**Punktzahl 0**	**Punktzahl 1**	**Punktzahl 2**
Hautfarbe	blau oder weiß	rosig blau an Händen und Füßen	am ganzen Körper rosig
Atmung	keine Atmung	schwach und unregelmäßig	kräftig und schreiend
Herzschlag	kein Herzschlag	unter 100/Min	über 100/Min
Muskeltonus, Muskelspannung	schlaff	träge Beugung der Arme und Beine	kräftige, aktive Bewegungen
«Antwort» auf das Absaugen der Nase	keine Reaktion	das Baby macht Grimassen	das Baby schreit und hustet

Beim *Apgar*-Test untersucht der Arzt die Hautfarbe, die Atmung, die Herztätigkeit, die Muskelspannung und die Reflexe des Kindes beim Absaugen der Atemwege. Für jedes einzelne Untersuchungsergebnis gibt es Punkte von 0 bis 2, wie in einem Leistungstest.

Manchmal prüft der Arzt anstelle der Reaktion beim Absaugen die Antwort des Babys auf das Fingerschnippen an der Fußsohle. Das Ergebnis des «Leistungstests»:

7 bis 10 Punkte (Herzschlag über 100 pro Minute): Das Kind ist gesund, es braucht keine Notfallbehandlung.

4 bis 6 Punkte (Herzschlag 60 bis 100 pro Minute/unregelmäßige Atmung): Das Kind hat Schwierigkeiten (mäßige *Depression*), es muß behandelt werden. Seine Haut ist in der Regel bläulich – drohender Sauerstoffmangel. Dieser Zustand wird auch als blaue *Asphyxie* bezeichnet.

0 bis 3 Punkte (kein Herzschlag oder unter 50 pro Minute/keine oder nur schnappende Atmung): Das Kind muß wiederbelebt, reanimiert werden. Es schwebt im Augenblick in Lebensgefahr (schwere *Depression*). Seine Haut ist weiß und kühl, es ist im Schock. Dieser Zustand wird weiße *Asphyxie* genannt.

Diese Untersuchung wird nach fünf und zehn Minuten wiederholt. Dabei können sich die Ergebnisse total verändern. Hatte ein Frühgeborenes zum Beispiel bei der ersten Untersuchung nach einer Minute nur 4 bis 6 Punkte, so kann es sich inzwischen vollkommen erholt haben und in die erste Gruppe (7 bis 10 Punkte) gerutscht sein. Solch ein Baby ist schnell mit seinen Schwierigkeiten fertig geworden – die Behandlung war erfolgreich. Aber auch Babys, die bei 0 bis 3 Punkten wiederbelebt werden mußten, können nach fünf Minuten schon 7 bis 10 Punkte erreichen und damit keine Schwierigkeiten mehr haben. Diese Babys aber werden eine Zeitlang genau beobachtet und überwacht. Wenn ein Kind allerdings nach der zweiten und dritten Apgar-Untersuchung (nach fünf und zehn Minuten) immer noch Schwierigkeiten mit der Atmung und dem Herz-Kreislauf-System hat und weniger als 5 Punkte erreicht, so muß es vorübergehend auf eine Intensivstation oder in eine Überwachungseinheit für Neugeborene und dort (weiter) behandelt werden.

Trotz all dieser möglichen Probleme, die ein Baby oder Frühgeborenes bei der Geburt haben kann, entwickelt sich die überwiegende Zahl dieser Kinder später normal. Da das menschliche Gehirn zur Zeit unserer Geburt noch in vielen Teilen unreif ist, hat es im Gegensatz zum Gehirn eines Erwachsenen mehr Fähigkeiten, Schwierigkeiten – wie zum Beispiel kurzen Sauerstoffmangel – zu überstehen. Deshalb entwickeln sich Babys mit anfänglichen Startschwierigkeiten häufig trotzdem völlig normal.

Die Erstversorgung

Das Frühgeborene liegt jetzt auf dem Wärmetisch. Neben dem *Apgar*-Test wird es vom Kinderarzt gründlich untersucht. Er schiebt einen dünnen weichen Plastikschlauch in Nase und Mund des Babys und saugt Schleim, Fruchtwasser oder Blut und eventuell Stuhl (*Mekonium*) aus den Atemwegen ab. Schleim und Fruchtwasser dringen schon während der Geburt in sie. Wenn die Mutter bei der Geburt stark geblutet hat (zum Beispiel bei vorzeitiger Lösung des Mutterkuchens), schluckt das Kind Blut – ein Teil davon kann ebenfalls in seine Atemwege gelangen. Dasselbe kann passieren, wenn das Baby schon im Mutterleib seinen ersten Stuhlgang hat, weil es in Schwierigkeiten geraten ist – zum Beispiel, weil es durch eine Nabelschnurumschlingung zuwenig Sauerstoff erhält und zu ersticken droht. Das Fruchtwasser ist dann durch diesen ersten Stuhl grünlich verfärbt.

Manchmal untersucht der Kinderarzt den abgesaugten Magensaft und das verschluckte Fruchtwasser; an ihnen kann er erkennen, ob sich darin Keime befinden und ob dem Baby eine Infektion droht. Sollte das Fruchtwasser übel riechen, ist dies fast immer ein Zeichen für eine Infektion.

Beim Einführen des dünnen Plastikschlauchs in die Speiseröhre und den Magen kann der Kinderarzt außerdem feststellen, ob eine angeborene Verengung oder ein Verschluß (Ösophagusstenose oder Ösophagusatresie) vorliegt. Dann muß das Frühgeborene möglichst schnell operiert werden, damit es seine Nahrung normal aufnehmen kann.

Hat es zuviel Fruchtwasser im Magen, kann es eine Verengung oder einen Verschluß des Dünndarms (Duodenalstenose oder Duodenalatresie) haben. Auch hier muß das Kind möglichst bald operiert werden, damit es die Nahrung richtig verdauen kann. Bei diesen Kindern hatte häufig schon die Mutter während der Schwangerschaft zuviel Fruchtwasser (*Hydramnion*).

Für viele Mütter sind diese Verrichtungen bei der Erstversorgung und Untersuchung ihres Kindes ein erschreckender Anblick. Sie haben Angst, daß ihr zartes, eben geborenes Baby unnötig gequält oder gar verletzt wird. Diese Schläuche durch Nase und Mund sind für die Winzlinge sicherlich unangenehm. Aber diese Sondierungsuntersuchungen sind wichtig, damit innere Mißbildungen rechtzeitig erkannt und behandelt werden können.

Nach dem Absaugen wird das Baby gründlichst von außen untersucht. Der Kinderarzt hört zunächst Herz und Lunge ab. Sind außer dem normalen Herzschlag noch andere Geräusche über dem Herzen zu hören, dann kann das Kind einen angeborenen Herzfehler haben. Ein Herzfehler findet sich bei neun von 1000 Neugeborenen. Bundesweit kommen pro Jahr etwa 4000 Babys damit zur Welt. Ein Herzgeräusch kann aber auch andeuten, daß die Kreislaufumschaltung vom Leben im Mutterleib zum Leben nach der Geburt noch nicht ganz abgeschlossen ist. Meist verschwindet dann das Herzgeräusch nach einigen Tagen.

Die meisten Herzfehler sind harmlos, zum Beispiel kleine Löcher in der Herzscheidewand. Sie schließen sich später häufig von allein. Solche Babys müssen freilich regelmäßig untersucht und für einige Zeit ihre Kreislauffunktion überwacht werden.

Gefährlicher sind angeborene Herzfehler, bei denen das Herz durch eine Fehlbildung die Lungen nicht richtig durchbluten kann oder bei denen starke Verengungen in der Ausflußbahn des Herzens auftreten. Hier kann oft ein drohender Sauerstoffmangel die Folge sein. Bei diesen Babys muß dann durch Spezialuntersuchungen, wie zum Beispiel den *Ultraschall* oder einen Herzkatheter, frühzeitig die richtige und sichere Diagnose gestellt werden. Manchmal müssen sie auch schon als Frühgeborene operiert werden. Aber selbst ohne einen erkennbaren Herzfehler können Babys (etwa zwei Prozent) in den ersten Tagen Schwierigkeiten mit ihrem Herz- und Kreislauf-System haben. Denn für manche von ihnen ist es sehr schwer, sich vom Leben im Fruchtwasser auf das Leben draußen umzustellen. Im Uterus wurde ihnen alles, Nährstoffe und Sauerstoff, bequem über die Versorgungsstation Mutterkuchen geliefert. Jetzt müssen sie sich selbst versorgen – ihre Lungen müssen den Sauerstoff besorgen und ihr Herz muß dabei kräftig Blut durch die Lungen und den Körper pumpen.

Nachdem der Kinderarzt Herz und Lungen ausgiebig abgehört hat, tastet er über den Bauch, den Rücken, über Arme und Beine. Er sieht überall nach, ob das Kind eine Fehlbildung oder gar eine Verletzung hat. Er untersucht genau, ob sich alle Gliedmaßen normal bewegen lassen und ob das Hüftgelenk des Babys in Ordnung ist. Große Aufmerksamkeit widmet er dabei auch dem Rücken und der Wirbelsäule. Dabei kann er sofort feststellen, ob das Baby einen offenen Rücken (*Meningomyelozele*) hat. Bei dieser Fehlbildung tritt durch eine Lücke in der Wirbelsäule das Rückenmark unter der Haut oder auch durch die Haut nach außen. Auch diese Fehlbildung muß noch am selben Tag operiert werden, um Infektionen und Lähmungen zu verhindern. Außerdem sieht der Kinderarzt nach, ob die Harnröhre an der normalen Stelle mündet und ob der After des Kindes offen ist.

Bei der Untersuchung von Mund und Rachen sieht der Kinderarzt, ob der Gaumen normal ausgebildet ist. Hier könnte eine Lippen-Kiefer-Gaumenspalte vorhanden sein. Diese Fehlbildung muß nicht sofort operiert werden. Damit hat man in der Regel ein halbes Jahr Zeit. Allerdings kann das Baby mit solch einer Fehlbildung Schwierigkeiten beim Saugen und Schlucken bekommen. Dafür gibt es später Spezialsauger für das Fläschchen. Bekommt das Baby die Mutterbrust, gibt es «Hütchen», die auf die Brustwarze gestülpt werden können.

Die Reifebestimmung

Bei der körperlichen Untersuchung sieht der Kinderarzt ferner nach, wie «alt» das Frühgeborene schon ist. Es ist unreif, wenn es bei der Geburt weniger als 2500 Gramm wiegt und kleiner als 49 Zentimeter ist. Äußere Merkmale sind: dünne, faltige, durchsichtige und meist stark gerötete Haut. Zarte, flaumige Behaarung am ganzen Körper (Lanugobehaarung). Fehlende Augenbrauen. Dünne Fingernägel, die noch nicht bis zur Fingerkuppe gewachsen sind. Wenige Hautfalten an der Fußsohle. Kaum oder noch nicht vorhandene Knorpel in der Ohrmuschel. Die Brustwarzen sind noch flach und messen weniger als fünf Millimeter im Durchmesser. Beim Jungen ist der Hoden manchmal noch in der Leistenbeuge oder noch nicht im Hodensack ertastbar. Beim Mädchen treten die großen Schamlippen wie Wülste hervor, sie bedecken die kleinen Schamlippen noch nicht.

Neben diesen Zeichen der körperlichen Unreife gibt es die Merkmale des noch unreifen Gehirns und Nervensystems. Auch hier macht man verschiedene Untersuchungen, bei denen man beobachtet, wie das Baby liegt oder sich bewegt. Ob es zum Beispiel in Rückenlage seine Ärmchen und Beinchen nicht gebeugt, sondern schlaff, ohne Muskelspannung am Körper herabhängen läßt oder ob sich seine Beine so weit hochschlagen lassen, daß seine Zehen die Ohren berühren. Der Grad der Unreife läßt sich auch hier mit einer «Leistungstabelle» in Punkten errechnen und bewerten.

Die Blutgasanalyse

Mit der *Blutgasanalyse* kann der Arzt den Gesundheitszustand des Frühgeborenen noch genauer feststellen. Er kann noch besser beurteilen, ob es Probleme mit seiner Atmung hat oder ob es im Mutterleib vor der Geburt Sauerstoffmangel hatte. Die Blaufärbung der Haut (*Zyanose*) gibt nur einen ungenauen Anhalt über den Grad des Sauerstoffmangels.

Dabei entnimmt der Arzt mit einer Spritze entweder sofort nach der Geburt Blut aus der abgetrennten Nabelschnur oder später durch einen kleinen Stich in die Ferse des Babys. Er untersucht dann anhand des *pH*-Werts, ob das Blut des Kindes übersäuert ist (*Azidose*). Dies passiert zum Beispiel, wenn das Frühgeborene vor oder während der Geburt zuwenig Sauerstoff bekam. Mit der Blutgasanalyse ermittelt der Arzt außerdem auch den genauen Sauerstoffgehalt des Blutes und erkennt, ob das Kind noch zusätzlich Sauerstoff zum Atmen braucht oder ob es künstlich beatmet werden muß. Obendrein bestimmt er den Gehalt an Kohlendioxid. Ist er zu hoch, arbeiten die Lungen nicht ausreichend, und das Baby muß ebenfalls beatmet werden. Ist der Kohlendioxidgehalt im Blut zu niedrig, wird es unter Umständen zu stark von der Maschine beatmet.

Der Blutzucker

Bei der *Blutgasanalyse* wird meistens gleichzeitig der Zuckergehalt im Blut des Frühgeborenen ermittelt. Zuckerstoffe sind neben Eiweiß und vor allem Fett die wichtigsten Energielieferanten. Das Frühgeborene hat wenig Energiereserven, ist daher auf den Schnellieferanten Zucker besonders angewiesen. Ist zuwenig Zucker im Blut (*Hypoglykämie*), kann das Baby den größten Kraftakt in seinem Leben nur schwer bewältigen. Das ist die Umstellung des gesamten Organismus bei der Geburt auf das äußere Leben. Im Fruchtwasser war es an die «Tankstelle» der Mutter, den Mutterkuchen, angeschlossen. Jetzt ist es praktisch Selbstversorger, muß seine Atmung, seinen Energiestoffwechsel, sein Fühlen und Empfinden der Außenwelt anpassen. Diesen Vorgang bezeichnet man als *Adaptation*, er ist für das Kind eine große Anstrengung.

Bei Zuckermangel bekommt ein Frühgeborenes eine reine Traubenzuckerlösung. Sie wird ihm entweder mit einem dünnen Schlauch (Magensonde) in den Magen gepumpt oder mit einer Spritze direkt ins Blut gegeben. Etwa zwei Prozent aller Frühgeborenen haben vorübergehend zuwenig Zucker im Blut. Ohne die Blutuntersuchung ist dies kaum erkennbar. Manchmal läßt sich aber auch schon äußerlich ein Mangel an Blutzucker feststellen. Diese Babys sind zum Beispiel häufig zittrig und unruhig, können ihre Körpertemperatur nicht stabil halten oder haben Atemstörungen.

· Zuckermangel, der nicht erkannt und behandelt wird, kann sich nachteilig auf die Entwicklung und Reifung des Gehirns auswirken. Da die Gehirnzellen besonders viel Energie verbrauchen, sind sie auf die Zuckerstoffe angewiesen.

Das Baby vergißt zu atmen

Der kleine Erdenbürger ist da, er ist zu früh und hat sich mit seinem ersten schwachen Schreichen bemerkbar gemacht. Nun kommt sein großer Auftritt: Er muß lernen, allein zu atmen. Neunmonatskinder haben damit meistens keine Schwierigkeiten. Aber Frühgeborene... Oft vergessen sie nach dem ersten Schrei das Atmen. Ihr «Atemzentrum» im Gehirn ist noch nicht reif genug. Die Folge ist dann: Die Atmung ist unregelmäßig oder setzt ganz aus. In diesem Fall benötigt das Baby eine Atemhilfe oder muß künstlich beatmet werden. Hierzu muß es einen dünnen Schlauch in die Luftröhre geschoben bekommen. Der Arzt öffnet zunächst den Mund des Kindes und steckt eine gebogene «Taschenlampe» in den Rachen, um den Kehlkopfeingang sehen zu können. Dann schiebt er einen dünnen, weichen Kunststoffschlauch (*Tubus*) durch die Nase in den Rachen. Mit einer kleinen Zange führt er das Schlauchende durch den beleuchteten Kehlkopf in die Luftröhre ein. Er muß nämlich den Kehlkopfeingang genau sehen, sonst könnte er versehentlich den Tubus in die Speiseröhre einführen oder das Baby verletzen. Der Schlauch wird anschließend mit einem Pflaster am kleinen Näschen befestigt, damit er nicht zu tief in die Luftröhre eindringt oder wieder herausrutscht. Beides könnte zu einer schweren Komplikation der künstlichen Beatmung führen und Sauerstoffmangel zur Folge haben.

Anschließend setzt der Arzt einen Beatmungsbeutel an den Schlauch und pumpt mit ein bis zwei Fingern Luft und Sauerstoff in die Lungen.

Wenn das Baby nach einiger Zeit von allein ausreichend atmet, kann er den Tubus wieder entfernen. Wenn nicht, muß eine Maschine die Beatmung für Tage oder Wochen übernehmen – wie bei dem Baby von Petra und Klaus.

Es gibt aber auch Frühgeborene, bei denen die Lungen noch sehr unreif sind oder die Medikamente für die schnellere Reifung versagt haben. Ihre Lungen sind dann vorübergehend nicht fähig, ohne Hilfe zu atmen – es fehlt ihnen der *Surfactant-Faktor*. Die Lungenbläschen können sich noch nicht genügend entfalten und mit Luft füllen. Solche Babys müssen dann künstlich beatmet und zusätzlich mit Sauerstoff behandelt werden.

Atemstörungen können auch dann auftreten, wenn ein Kind kurz vor der Geburt noch zuviel Fruchtwasser in seine Lungen gesaugt hat (Fruchtwasseraspiration). Das passiert besonders dann, wenn es im Mutterleib schon versucht zu atmen. Es dauert dann meist Tage, bis der Körper dieses Fruchtwasser wieder aus den Lungen abgesaugt hat. Während dieser Zeit benötigen viele Babys ebenfalls Atemhilfen.

Eine andere Schwierigkeit mit der Atmung kann auftreten, wenn das Baby seinen eigenen Stuhl (*Mekonium*) in die Lunge bekommt. Dann muß es meistens künstlich beatmet werden und wegen einer drohenden Lungenentzündung zusätzlich *Antibiotika* bekommen.

Atemhilfen brauchen etwa 20 Prozent aller Frühgeborenen, besonders die Babys unter 1500 Gramm.

«Frühchen» brauchen viel Wärme

Neben der Atmung spielt bei Frühgeborenen die richtige Körpertemperatur eine lebenswichtige Rolle. Im Mutterleib ist das Baby wohlig umhüllt vom warmen Fruchtwasser. Die Geburt ist für die kleinen «Würmchen» aber wie eine kalte Dusche. Die Außentemperatur im Kreißsaal (20 bis 22 Grad Celsius) ist in der Regel um etwa 15 Grad Celsius niedriger als im Mutterleib (36,5 bis 37 Grad). Dem Frühgeborenen droht also Unterkühlung. Schon der «Luftzug», den eine vorbeihuschende Schwester verursacht, läßt das Baby «frösteln».

Frühchen haben noch zuwenig Fettgewebe unter der zu dünnen Haut, sie verlieren in Sekundenschnelle ihre Körperwärme. Die geringe natürliche Käseschmiere reicht dabei als Isolierung nicht aus.

Die Unterkühlung ist für das Frühgeborene ein schwerer Stress. Sie verursacht Atemstörungen, Übersäuerung des Blutes (*Azidose*), Unterzuckerung (*Hypoglykämie*) und Stoffwechselentgleisungen. Daher braucht das Frühgeborene umgehend Wärme.

Es wird von der Hebamme oder dem Arzt sofort auf einen vorgeheizten Behandlungstisch gelegt, der von einer Infrarotlampe bestrahlt wird. Hier kann der Arzt dann die Erstversorgung, die eingehende Untersuchung und die Blutentnahmen vornehmen.

Die erste große Reise

Frühgeborene können im allgemeinen in einer Frauenklinik ohne Neugeborenenintensivstation nicht behandelt werden. Sie müssen daher auf dem schnellsten Weg in eine Kinderklinik mit Frühgeborenenstation verlegt werden. Für diese erste Reise werden sie gut «verpackt». Ist das Baby versorgt, sind Kreislauf und Atmung stabil, wird es in Stanniolpapier gewickelt und in einen transportablen Brutkasten gelegt. Diese «rollende Intensivstation» wird von einem Kinderarzt, der Erfahrung hat mit Frühgeborenen, einem Neonatologen, und einer Frühgeborenenschwester begleitet.

Sollten diese «Experten» aber einmal zu spät eintreffen – vielleicht weil das Baby schneller war –, so braucht die Mutter trotzdem keine Angst zu haben. Der Geburtshelfer und der Narkosearzt einer jeden Frauenklinik müssen die Erstversorgung von Frühgeborenen und ihre Wiederbelebung beherrschen.

Sicher ist es für die Mutter und das kommende Frühchen günstiger, wenn sie bei drohender Frühgeburt ein Krankenhaus aufsuchen, das auch eine Neugeborenenintensivstation besitzt. Denn der Transport des Kleinen in eine andere Klinik ist immer mit Stress und großer Belastung für das Baby verbunden.

Leider gibt es in der Bundesrepublik noch zuwenig solcher Perinatologischer Zentren; das sind Kliniken, die alle Risikoschwangerschaften betreuen, entbinden und danach auch die Babys behandeln können. Vorbildlich sind hier die skandinavischen Länder, die durch eine Zentralisierung erreicht haben, daß Risikogeburten nur dort entbunden werden, wo die Kinder anschließend auch weiterbehandelt werden können. Vergleichsuntersuchungen mit diesen Ländern haben gezeigt, daß

Früh- und Neugeborene ohne Transport weniger häufig beatmet werden müssen, weniger Blutungen im Gehirn haben und sich meistens problemloser entwickeln.

Für die Mutter eines Neu- oder Frühgeborenen ist es sicher ein dramatisches Ereignis, wenn man ihr Kind sofort nach der Geburt in eine andere Klinik – oft kilometerweit entfernt – verlegen muß. Zwar wird sich auch diese Mutter trösten, daß es für das Baby so besser ist, daß sie ihm nur so helfen kann. Aber zurück bleibt trotz allem eine Mutter in Angst und Sorge. Wer wird dem Baby zärtlich über den kleinen Kopf mit den vielen Falten streicheln, wer wird es liebevoll bei seinem Namen rufen und mit ihm sprechen? Vor lauter Aufregung, Anstrengung und Erschöpfung hat sie vielleicht sogar vergessen, der Kinderschwester den Namen des kleinen Babys mitzuteilen. Sie fühlt sich jetzt sicher hilflos, einsam und verlassen.

Wieviel besser geht es da der Mutter, deren Frühgeborenes nicht verlegt werden muß, sondern gleich nebenan – eine Tür weiter – auf der Neugeborenenintensivstation behandelt werden kann. Sie ist nur wenige Meter von ihrem Winzling getrennt und kann oft noch an demselben Tag zu ihrem Kind. Selbst nach einem Kaiserschnitt ist es so den meisten Müttern möglich, etwa am 3. Tag nach der Geburt ihr Baby zu streicheln.

Wie zum Beispiel die Mutter des kleinen Michael, die sich 14 Wochen zu früh von ihrem kleinen Kerlchen trennen mußte. Auch sie hatte einen Kaiserschnitt, auch sie fühlte sich erst einmal verlassen und einsam, als sie aus der Narkose erwachte. Da lag aber dann schon ein kleines Foto ihres Babys auf dem Nachttisch, und der Vater saß mit den «neuesten Neuigkeiten» neben ihr. Solange sie noch nicht selber zu ihrem Kind konnte, wurde immer er zum Brutkasten geschickt. Nach zwei Tagen saß sie dann etwas blaß, schwitzend, aber glücklich neben dem Inkubator und streichelte ihrem Michael über das Köpfchen. Währenddessen erklärte ihr der Vater stolz all die Strippen und Schläuche, an der das kleine Frühchen hing.

Meist aber geht die Reise erst mal in die Ferne – ab in eine Kinderklinik, wie bei dem Baby von Petra und Klaus. Ein Rettungswagen mit Blaulicht, bei zu großer Entfernung manchmal auch ein Hubschrauber, bringt die rollende Intensivstation mit dem kleinen Baby weg. Seine neue Heimat ist jetzt für Wochen, vielleicht Monate eine Kinderklinik mit Intensivstation. Zurück bleibt eine einsame Mutter, die vielleicht ebensolche Gefühle hat wie Benjamins Mutter, deren Baby acht Wochen zu früh auf die Welt kommen mußte. Sie konnte es einfach nicht glauben, daß ihr Bauch wieder ganz flach war – noch bevor der Mutterschutz erst richtig angefangen hatte: «Keine Bewegungen mehr, die mich immer zum Streicheln des Bauches motiviert haben. Ich bin wieder ganz allein. Fühle mich in ein großes schwarzes Loch fallen.» Daneben quälten sie Fragen wie: «Wie mögen wohl die letzten Wochen einer Schwangerschaft sein? Wie fühlen sich Kontraktionen – Wehen – an? Wie ist das Gefühl und welcher Eindruck bleibt, wenn sich das Köpfchen des Kindes durch die Scheide schiebt? Wie sind die ersten Berührungen mit dem Kind, wie der erste Körperkontakt – wie ist das erste leichte Saugen an den Brüsten? All diese Empfindungen fehlen nicht nur mir, sondern auch meinem Kind.»

3. Kapitel

7. Dezember 19.45 Uhr
Seit achtzehn Stunden haben Computer, Ärzte, Schwestern die Funktion der Gebärmutter übernommen. Sie ernähren, kontrollieren, betreuen unser winzig kleines Mädchen, das ohne diese Hilfe längst tot wäre.

Ich darf meine Tochter – wir haben sie inzwischen Katharina «getauft» – heute zum erstenmal besuchen. In der Desinfektionsschleuse, einem schmalen, düsteren Raum, muß ich mir einen grünen Kittel anziehen. Plastikhüllen über die Schuhe streifen. Ein eingeschleppter Krankheitskeim wäre der Tod des Babys.

Die Intensivstation ist eine Welt für sich – Chrom, Glas, Technik. Die Brutkästen stehen wie Betten nebeneinander an der Wand: brusthohe, rundum geschlossene Glaskästen. An den Längsseiten je zwei kreisrunde Löcher im Glas – damit Ärzte und Schwestern hineingreifen können. Über den Brutkästen Monitore wie Radios. Sie überwachen Atmung, Herz, Kreislauf des Babys. Leuchtet eine rote Lampe auf, begleitet von einem durchdringenden Summton, ist höchste Gefahr: Entweder hat das Baby aufgehört zu atmen, oder mit seinem Herzen stimmt was nicht.

Meine Tochter lag die ersten zwei Tage nackt, nur mit einer Plastikwindel bekleidet, auf einem offenen Tisch, angestrahlt von einer sehr hellen Wärmelampe. Bei akuter Gefahr können Schwestern und Ärzte dem Baby so schneller helfen als im Brutkasten. Zum erstenmal sehe ich sie ohne dieses häßliche Stanniolpapier. Der winzige Körper – 37 Zentimeter – ist total verkabelt. Fünf Elektroden kleben auf Brust und Bauch, kontrollieren Herz, Atmung, Körperwärme und Sauerstoffgehalt im Blut.

Im linken Nasenloch steckt ein dünner Schlauch. Durch ihn wird Muttermilch oder ein Ersatzpräparat direkt in den Magen gespritzt.

Am rechten Beinchen, unter einem weißen Verband, steckt ein Schlauch, Vitamine, Zucker-, Eiweiß- und Fettlösung fließen hier in die winzige Beinvene.

Als ich mein Kind so liegen sehe, das handtellergroße Köpfchen durch die Zangengeburt langgezogen, mit seiner viel zu weiten, faltigen Haut und den unkon-

trolliert zappelnden Ärmchen und Beinchen, bete ich: «Lieber Gott, laß es nicht sterben.»

Der Oberarzt sieht mein unglückliches Gesicht: «Die Chancen sind gar nicht so schlecht», beruhigt er mich. «Immerhin steht es 80 zu 20, daß sie überlebt.» Auf seiner Station arbeiten 10 Ärzte und 30 Schwestern rund um die Uhr. Jährlich werden allein aus Hamburg etwa 300 Frühgeborene und kranke Neugeborene zu ihm gebracht.

Von den Babys unter 800 Gramm haben nur circa 40–60 Prozent eine Chance. Bei Babys zwischen 800 und 1000 Gramm sind es 60–80 Prozent, nur zwischen 1001 und 1500 Gramm steigen sie bis auf circa 90 Prozent. «Seit etwa zehn Jahren ist unsere Technik so verbessert worden, daß wir sogar Babys mit 700 Gramm und weniger durchbringen können», erzählt der Oberarzt.

Den Babys fehlen Abwehrstoffe... Durchbringen. Aber wie?

Immer wieder hört man doch von Frühgeburten, die an unheilbaren Schäden leiden: Spastisch gelähmte Frühgeburten, blinde oder gehörlose...

Die größten Gefahren drohen ihnen von Infektionen, weil sie noch keine Abwehrstoffe haben. Eine weitere Gefahr: Die Babys atmen noch zu wenig und zu flach. Sie müssen zusätzlich beatmet werden, damit sie ausreichend Sauerstoff bekommen.

Wie ich vom Oberarzt erfahre, hatte meine Tochter ein kleines Blutgerinnsel im Gehirn, das sich gottlob auflöste.

Und sie hatte eine Infektion – weil die Fruchtblase zwölf Stunden vor der Geburt geplatzt war und sich in der Scheide meiner Frau Bakterien gebildet hatten, die das Baby ansteckten.

Meine Tochter hatte Gelbsucht bekommen und wurde mit blauem Licht bestrahlt. Außerdem bekam sie fünf Bluttransfusionen, weil sie in diesem Alter noch nicht genügend eigene rote Blutkörperchen bilden konnte.

Ich war froh, daß meiner Frau der Anblick unserer Tochter bisher erspart blieb.

Der «Brutkasten»

Eine Frühgeborenenschwester nimmt das kleine Baby nach seiner Ankunft auf der Intensivstation in Empfang. Sie wickelt es aus der Alufolie und legt es auf die vorbereitete Waage. Die Bestimmung des genauen Gewichts ist sehr wichtig. Denn nach ihm wird die Dosierung der Medikamente festgesetzt und auch die Menge der Nahrung berechnet. Danach wird das Frühchen auf einen beheizten Behandlungstisch oder in einen warmen Brutkasten gelegt.

Der Brutkasten, auch Inkubator genannt, ist eine Art künstliche Gebärmutter und besteht aus einem fahrbaren schrankartigen Unterbau, auf dem ein durchsichtiges Plastikgehäuse sitzt. Dieses Plastikhaus hat verschieden große und kleine Öffnungen. Durch die größeren kann man mit den Händen hineinlangen, um das Baby zu versorgen und zu streicheln. Andere, kleinere Löcher sind für all die Leitungen und Strippen vorgesehen. Moderne Brutkästen haben oft noch eine zusätzliche doppelte Wand als Wärmeschutz. Häufig genügt aber auch ein Wärmeschild aus durchsichtigem Kunststoff, das sich wie der Deckel eines Brotkastens über das Frühgeborene stülpt. Besonders Kinder unter 1500 Gramm werden mit einem zusätzlichen Wärmeschutz versehen.

Ein Heizaggregat und ein Gebläse sorgen im Brutkasten für die richtige Temperatur zum «Wohlfühlen». Frühgeborene unter 1500 Gramm brauchen in den ersten Tagen eine Brutkastenwärme von 34 bis 36 Grad Celsius; nach einer Woche etwa 32 bis 33 Grad. Bei Babys über 1500 Gramm genügen meistens 32 bis 33 Grad.

Eltern wundern sich oft, warum ihr Kind im Brutkasten noch eine Mütze trägt. Der Kopf wird zusätzlich warm gehalten, denn er ist der Körperteil, über den das kleine Frühchen am meisten Wärme verliert. Manche «Schlafmützen» tragen sogar Söckchen, richtige Dreimeilenstiefel: ihre Füße sind zu kalt – ihre Temperatur noch instabil.

Die Körpertemperatur eines Frühgeborenen mißt man entweder durch einen Temperaturfühler, der auf die Haut geklebt wird, oder durch eine kleine elektrische Sonde im Po des Babys, die die ermittelten Wärmegrade auf einen Monitor überträgt. Sinkt die Körpertemperatur des Kindes ab oder bekommt es Fieber, schlägt der Monitor Alarm. Oft wird allerdings auch noch die «altmodische» Messung mit «Großmutters» Fieberthermometer (natürlich in spezieller Ausfertigung für Frühgeborene) durchgeführt. Eine aufwendige Prozedur, wenn man bedenkt, daß Babys 12- bis 24mal am Tag von Hand gemessen werden müssen. Bei all der vielen Technik rund um das Baby bekommt es auf diese Weise wenigstens noch einige zusätzliche Streicheleinheiten von der Schwester.

Bei Frühgeborenen, deren Körpertemperatur fortlaufend am Monitor überwacht wird, kann man automatisch die Temperatur im Brutkasten steuern lassen. Fällt sie ab, fängt der Brutkasten an zu heizen. Steigt sie an, schaltet die Heizung vorübergehend ab. Die normale Körpertemperatur eines Frühgeborenen beträgt 36,5 bis 37 Grad Celsius. Werte darunter werden als Untertemperatur *(Hypothermie)* bezeichnet, Werte darüber als erhöhte Temperatur oder *Fieber (Hyperthermie)*.

Eine wichtige Rolle im Inkubator spielt auch die richtige Luftfeuchtigkeit – etwa 50 bis 60 Prozent, bei sehr kleinen Frühgeborenen unter 1000 g sogar 70–80 Prozent. Ein Frühgeborenes verliert über seine Haut mehr Wasser als ein Erwachsener, da sie sehr viel dünner ist. Das Fettpolster unter der Haut, das subkutane Fettgewebe, ist ebenfalls spärlicher entwickelt. Außerdem hat das Frühgeborene, so verblüffend es klingen mag, mehr Körperoberfläche als ein Erwachsener. Berechnet man die Körperoberfläche auf das Körpergewicht, so erhält man dabei folgendes Ergebnis: Ein Frühgeborenes mit 1000 Gramm hat eine Körperoberfläche von 0,1 m^2 pro Kilogramm – ein Neunmonatskind mit 3000 Gramm eine Oberfläche von 0,063 m^2 pro Kilogramm. Ein Erwachsener dagegen hat nur 0,025 m^2 pro Kilogramm Körpergewicht. Das Frühgeborene verfügt also trotz seiner «winzigen» Größe über viel mehr Körperoberfläche, über die es Wärme und Wasser verlieren kann.

Temperatur und Luftfeuchtigkeit werden deshalb im Brutkasten regelmäßig kontrolliert.

Sicher bekommt manche Mutter Angst, wenn sie ihr Baby im Brutkasten liegen sieht und all die Geräusche hört, die diese künstliche Gebärmutter erzeugt. Können sie ihm schaden? Wie verschieden sie doch sind von denen, die im Mutterleib an die zarten Ohren des Babys dringen. Für einen Erwachsenen klingen das Brummen der Heizung und das Rauschen des Ventilators eher sanft. Aber für ein Frühgeborenes? In den zahlreichen Untersuchungen über die «Lärmbelästigung» in Inkubatoren sind bisher noch keine Hörschäden beschrieben worden. Das Kind scheint sich an solch gleichbleibende Geräusche schnell zu gewöhnen und läßt sich durch sie offensichtlich nicht beeinträchtigen. Allerdings steigt der Lärmpegel um ein Vielfaches, wenn der Winzling im Brutkasten schreit und krakeelt. Die Plastikwände, die wie ein Resonanzkasten wirken und die eigenen Geräusche verstärken, machen aus dem Schreien ein «ohrenbetäubenes» Konzert. Gegen den Lärm, der von außen in den Brutkasten dringt, wirken sie allerdings schützend: Die schrillen Alarmtöne der Monitore, das mitunter laute Reden von Ärzten und Schwestern, das Kommen und Gehen werden durch die Plastikwände stark gedämpft. Trotzdem wäre es mit einigen wohlwollenden Bemühungen der Industrie sicher möglich, den Inkubator noch leiser und wohnlicher zu machen.

Immerhin ist es dank eines Gesetzes zur Sicherheit medizinischer Geräte (MedGV 1987) dazu gekommen, daß in allen Krankenhäusern die Geräte ständig auf ihre Sicherheit hin überprüft werden.

Die «Verkabelung»

Ein Neunmonatsbaby wird gleich nach der Geburt in kuschelige Windeln und Jäckchen gehüllt und in ein Bettchen oder Körbchen zum Schlafen gelegt. Anders ein Frühgeborenes. Es wird mit nackter Technik umgeben – es wird verkabelt.

Der Anblick mag manche Eltern erschrecken. Ihr kleines Kind – «ausgestattet» mit einer winzigen Kunststoffwindel, aber sonst nackt, bepflastert mit Elektroden und an Kabeln hängend. Auf dem kleinen Brustkorb kleben allein vier Elektroden, deren Leitung zu einem Monitor führt. Er zeigt den Herzschlag, die Atmung und den Sauerstoffgehalt im Blut des Babys an. Weitere Elektroden kleben manchmal auf seinem Bauch zur Kontrolle der Körpertemperatur und des Kohlendioxids im Blut. Diese Verkabelung freilich ist lebensnotwendig, denn nur so können bedrohliche Veränderungen rechtzeitig erkannt und behandelt werden. Der Monitor registriert diese Verschlechterungen des Babys oft lange bevor die behandelnden Schwestern und Ärzte sie am Kind sehen können. Das sollten sich Eltern immer wieder vergegenwärtigen.

Von Kopf bis Fuß – die zweite Untersuchung

Nach der Verkabelung untersucht der Arzt das Baby erneut: Er stellt fest, ob es den Transport zur Intensivstation gut überstanden hat.

Blutuntersuchungen. Der Arzt macht zunächst eine *Blutgasanalyse*. Er untersucht dabei, ob das Kind zusätzlich Sauerstoff braucht, ob es beatmet werden muß oder seine Beatmung verändert werden kann. Für die Untersuchung sticht er am Handgelenk, auf der Daumenseite, eine Nadel in ein vom Herzen kommendes Blutgefäß, eine Arterie. Er entnimmt eine kleine Menge Blut und bestimmt darin die Blutgase. Bei einer zweiten Untersuchung entnimmt er Blut aus einem zum Herzen führenden Blutgefäß, einer *Vene*. Diese punktiert er meistens in der Ellenbeuge oder am Kopf des Kleinen, hier sind die feinen Venen nämlich am besten zu sehen. Anhand des Blutes kann er feststellen, ob das Baby blutarm ist, eine Infektion droht oder ob genügend Salze im Blut vorhanden sind.

Röntgen. Geröntgt wird das Baby, wenn es Probleme mit der Atmung gibt, wenn der Arzt vermutet, daß es eine Lungenentzündung hat oder daß zuviel Fruchtwasser in seine Lunge gelangt ist. Bei beatmeten Babys sieht der Arzt dabei außerdem, ob sich der Beatmungsschlauch verschoben hat oder ob er zu tief in der Lunge liegt.

Infusion. Frühgeborene können mit ihrem Magen in der Regel nicht genügend Nahrung aufnehmen. Deshalb muß der Arzt einen anderen Weg suchen – den übers Blut. Er «zapft» eine Vene an und legt eine Infusion. Dabei gibt es zwei verschiedene Methoden: die periphere und die zentrale. Bei der peripheren Infusion benutzt er eine kleine Stahlnadel mit einem Plastikschlauch am Ende. Diese Nadel sticht er in eine Vene, meistens am Kopf. Die Nadel hat zwei weiche Plastikflügel, damit sie besser auf die Haut geklebt werden kann. Manchmal wird dazu auch ein kleiner Gipsverband angelegt. Die Kanüle ähnelt in ihrem Aussehen einem Schmetterling – man nennt sie deshalb «Butterfly». Manchmal benutzt der Arzt für die periphere Infusion auch eine Plastiknadel, die er dem Baby in eine Vene des Handrückens oder des Ellenbogens sticht. Das weiche Plastikmaterial verhindert, daß die Nadel bei Bewegungen des Babys die Vene durchsticht.

Bei der zentralen Infusion schiebt der Arzt einen kleinen weichen, gewebefreundlichen Schlauch, einen Katheter, möglichst bis kurz vor das Herz. Dabei sticht er ebenfalls mit einer Stahlnadel in eine Vene und führt anschließend durch diese Nadel den Katheter ein. Danach muß durch eine Röntgenuntersuchung kontrolliert werden, ob er richtig liegt.

Der Vorteil eines solchen Katheters ist seine gute Verträglichkeit. Er kann Tage und Wochen liegen, ohne daß eine Venenentzündung auftritt. Sein Nachteil besteht in dem erhöhten Risiko von Infektionen und in der Bildung von kleinen Blutgerinnseln. Bei solchen Veränderungen muß der Katheter sofort entfernt und ein neuer gelegt werden. Da die Infusionslösungen aus Traubenzucker, Eiweiß, Salzen und Vitaminen sehr konzentriert sind, führen sie bei der peripheren Infusion mit der Nadel schnell zu einer Venenentzündung. Der Tropf muß dann immer wieder neu gelegt und das Baby gepiekt werden. Bei der zentralen Infusion werden die Venen nicht so sehr in Mitleidenschaft gezogen: das Baby muß nicht so oft gestochen werden – dafür aber ist das Risiko für Infektionen wesentlich höher.

Der erste Besuch

Dem Vater der kleinen Katharina ergeht es wie vielen anderen Vätern. Er eilt bangen Herzens, voller Fragen und Ängste, von einer Klinik zur anderen – von seiner erschöpft eingeschlafenen Frau zu seiner Tochter auf die Frühgeborenenintensivstation. Nach kurzem Suchen im fremden Krankenhaus landet er vor der nach außen abgeschlossenen Station. Über die Rufanlage nimmt er den ersten Kontakt auf und wird in einen kleinen Raum gebeten – die Schleuse. Er zieht einen grünen, sauberen Kittel über seinen Anzug und wäscht sich die Hände. Dann betritt er in Begleitung einer Schwester die Frühgeborenenstation – eine Welt aus Chrom und Glas mit «kleinen grünen Männchen». Denn in der Regel müssen sich Schwestern und Ärzte, die auf einer Frühgeborenenstation arbeiten, vor Antritt ihres Dienstes vollkommen umkleiden. Sie legen ihre normale Kleidung in der Schleuse ab und ziehen meist grüne Hosen und Hemden sowie Kunststoffschuhe an. Dieses Verkleiden aller Personen, die eine Intensivstation für Frühgeborene betreten, dient dem Schutz der Frühchen vor Keimen, die lebensbedrohliche Infektionen auslösen können. Frühgeborene und Neunmonatskinder müssen in den ersten Tagen und Wochen im Kontakt mit der Außenwelt lernen, sich vor Infektionen zu schützen. Sie müssen in ihrem Körper langsam Abwehrstoffe – Antikörper – gegen Infektionskeime bilden. Beim reifen Baby geht dies ziemlich schnell, sein Körper kann das schon nach kurzer Zeit selbst. Bei den Frühgeborenen, besonders bei den sehr kleinen, kann dies lange dauern. In dieser Zeit müssen sie vor dem Kontakt mit solch gefährlichen Keimen geschützt werden.

Einen gut funktionierenden Schutz bietet der Inkubator; hier ist das Frühgeborene abgeschottet gegen jeden unvorsichtigen Kontakt. Vor jeder Berührung durch Schwestern, Ärzte oder Eltern müssen die Hände sorgfältig desinfiziert und gereinigt werden.

Da wir alle Keime auf unserer Haut haben, die beim Kontakt mit dem Baby übertragen werden können, muß sich jeder, der zu ihm will, dieser Verkleidungs- und Desinfektionsprozedur unterziehen. Nur so geschützt kann das Frühgeborene selbst langsam den Kontakt mit den Keimen aufnehmen und seine Abwehr aufrichten. Mit der Zeit ist auch seine Haut übersät von Keimen, mit denen es dann zu leben gelernt hat.

Besonders gefährlich sind jene Keime, die in einem Krankenhaus immer vorhanden sind. Sie haben sich regelrecht eingenistet und sind durch den ständigen Kontakt mit Desinfektionsmitteln und *Antibiotika* besonders widerstandsfähig und daher gefährlich für Frühgeborene.

Nur durch sehr strenge Disziplin und ständiges Denken an die drohende Gefahr lassen sich Infektionen durch sie verhindern. Deshalb immer zuerst die Hände säubern und desinfizieren und dann das Baby streicheln und liebkosen!

Hat mein Baby schon zugenommen?

An jedem Brutkasten liegen Tagesprotokolle. Hier werden von den Schwestern und Ärzten alle Daten über den Zustand und das Verhalten des Babys eingetragen: Herzschlag, Atmung, Temperatur, Blutzuckerwerte, Urinmenge, Gewicht, Verträglichkeit der Nahrung, die Nahrungsmenge, Dosierung der Medikamente und besonders Ereignisse.

Diese Tabellen sind manchmal für viele Eltern spannender als ein Krimi. Noch bevor sie ihr Kind im Brutkasten «begrüßen» und streicheln, greifen sie danach. Sie wollen die Fortschritte ihres Babys schwarz auf weiß vor sich haben. Ihre erste Frage ist oft: «Hat mein Baby schon zugenommen?» Denn jedes Gramm mehr bedeutet für sie, daß es ihrer kleinen Tochter oder ihrem kleinen Sohn gutgeht. Wie groß ist dann die Verwirrung, wenn die Schwester sagt, daß das Baby etwas weniger als am Vortag wiegt, es ihm aber dennoch bessergeht. Das Körpergewicht allein sagt nämlich nicht alles über den Gesundheitszustand des Babys aus. Wichtiger als die paar Gramm mehr auf der Waage ist zum Beispiel, ob das Frühchen weniger Sauerstoff braucht als am Vortag und ob es vielleicht einige Gramm mehr Urin ausscheidet.

Frühgeborene dürfen etwa in den ersten zehn Tagen überhaupt nicht zunehmen. Danach sollten sie pro Woche circa 100 bis 200 Gramm zulegen.

Wie kommt ein Frühgeborenes zu seiner Milch?

Ein Baby kann nur dann regelmäßig zunehmen und wachsen, wenn es seine Nahrung in ausreichender Menge und auf die richtige Art und Weise bekommt. Für die Nahrungsaufnahme gibt es verschiedene Möglichkeiten.

Da ist einmal die Ernährung über Magen und Darm, sie wird enterale Ernährung genannt. Sie ist für den Erwachsenen die normale Art. Auch für Neunmonatskinder ist diese Nahrungsaufnahme über den Mund *(orale Ernährung)* in der Regel kein Problem. Sie lernen schon wenige Stunden nach der Geburt, die Milch aus der Mutterbrust oder der Flasche richtig zu schlucken. Das heißt, sie können den Vorgang des Saugens und Schluckens koordinieren. Über einen Reflex wird bei ihnen vom Gehirn aus beim Schlucken für Sekunden automatisch die Atmung unterbrochen. Dadurch verschließt sich der Kehlkopf, die Milch kann nicht in die Luftröhre und Lunge eindringen. Anders bei Frühgeborenen unter 33 Schwangerschaftswochen. Ihr Gehirn ist noch zu unreif, um den komplizierten Schluckvorgang zu steuern. Bei ihnen besteht die Gefahr, daß die aus der Flasche gesaugte Milch in die Lunge gelangt. Die Folge ist dann eine Lungenentzündung – eine Aspirationspneumonie.

Gleichzeitig kann bei sehr kleinen Frühgeborenen, wie bei allen anderen Neugeborenen auch, beim Trinken zuviel Luft in den Magen kommen. Ihre «Bäuerchen» sind dann so heftig, daß die Milch durch den noch mangelhaften Verschluß des Mageneingangs wieder in die Speiseröhre «zurückgeschleudert» wird und so ebenfalls in die Lunge gerät.

Aus diesen Gründen bekommen solche Frühchen nur sehr kleine Mengen Nahrung über einen weichen Kunststoffschlauch (Magensonde) in den Magen. Die Anfangsmengen richten sich nach dem Gewicht des Babys.

Wie wird das Frühchen «gefüttert»? Bei den kleinen Frühgeborenen, die die Schlucktechnik noch nicht beherrschen, gibt es verschiedene Möglichkeiten des Fütterns mit der Sonde.

* Die Schwester zieht die Milch in eine Spritze und drückt sie dann mit der Hand langsam durch den Schlauch in den Magen. Dies wird bei Frühgeborenen gemacht, die sonst keine Probleme haben und deren Magen sich normal schnell entleert.
* Die Schwester schließt die Milchspritze an eine Pumpe (Perfusor) an. Sie läßt sich so einstellen, daß die Nahrung in einem Zeitraum von ein bis zwei Stunden in den Magen fließt. Dies macht man bei Frühchen, die etwas empfindlicher sind, vielleicht zum Spucken neigen oder deren Magen sich etwas langsamer entleert.
* Die Milchspritze hängt, oben geöffnet, 15 bis 20 Zentimeter über dem Kopf des Babys an der Decke des Brutkastens. Die Wellenbewegungen des Magens und der Speiseröhre (Peristaltik) saugen dabei die

Babys unter 1 500 Gramm	1 bis 3 Gramm pro Mahlzeit
Babys unter 2 000 Gramm	5 bis 10 Gramm pro Mahlzeit
Babys über 2 000 Gramm	10 bis 25 Gramm pro Mahlzeit

Nach den ersten zehn Tagen gilt als Faustregel: Ein Baby bekommt etwa ein Fünftel bis ein Sechstel seines Körpergewichts an Nahrung. Dies gilt aber nur bei der Ernährung über den Magen-Darm (enteral).

Wie oft wird ein Frühchen «gefüttert»?

Babys unter 1 000 Gramm	24 mal am Tag, das heißt jede Stunde
Babys unter 1 500 Gramm	12 mal am Tag, also alle zwei Stunden
Babys über 1 500 Gramm	8 mal am Tag, also alle drei Stunden

Milch selbst an. Dies ist bei der Ernährung durch den Schlauch die wohl angenehmste Nahrungsaufnahme für das Frühgeborene.

* Die Milchspritze wird an eine Pumpe (Perfusor) angeschlossen, die Frühgeborenen mit besonders empfindlichem Magen eine Dauermahlzeit über den ganzen Tag hinweg zuführt. Der Vorteil dieser «Dauerberieselung» besteht darin, daß immer nur ganz winzige und damit leichtverträgliche Mengen in Magen und Darm gelangen.

Jede Nahrungsaufnahme wird von den Frühgeborenenschwestern genau überwacht und protokolliert. Spuckt oder erbricht das Baby, so wurde vielleicht sein Magen überlastet – es muß noch schonender ernährt werden. Außerdem prüft die Schwester, ob das Baby schon soweit ist, daß es die Mahlzeit auch wirklich verdaut, oder ob sich bei der neuen Fütterung noch Reste der vorherigen Mahlzeit im Magen befinden. Das kann sie leicht feststellen, indem sie den Mageninhalt mit einer Spritze heraussaugt. Ist noch mehr als die Hälfte der vorangegangenen Mahlzeit im Magen, so braucht das Kind eine längere Pause zur Verdauung, oder die Menge war zu groß. Entweder werden dann die Portionen verringert und die Anzahl der Mahlzeiten erhöht, oder aber das Baby bekommt vorübergehend Nährstoffe, zum Beispiel Traubenzucker, direkt ins Blut. Wenn die Frühgeborenenschwester bei der Überprüfung des Mageninhalts grünlich verfärbten Magensaft vorfindet, so heißt dies, daß gallehaltiger Darminhalt oder Verdauungssäfte aus dem Dünndarm in den Magen zurückgelaufen sind. Dies kann ein Zeichen für eine beginnende Infektion sein oder darauf hindeuten, daß der Darm in seiner Funktion und Bewegung gestört ist.

Es gibt ganz lebhafte, temperamentvolle Frühchen. Manche bringen kaum drei Pfund auf die Waage, aber robben schon quer durch den Brutkasten und ziehen an allen erreichbaren Schläuchen und Strippen – auch am Ernährungsschlauch. Er ist oft schneller draußen, als die Schwester hinschauen kann. Diese Frühchen bekommen kleine Fäustlinge über die schnellen Finger gestülpt. Jetzt können sie nicht mehr so gut nach dem Schlauch greifen und daran ziehen. Wenn sie den Schlauch nicht ganz herausziehen und er noch in der Speiseröhre liegt, wird es gefährlich für das Baby. Denn jetzt läuft die Nahrung nicht sofort in den Magen und kann in die Lunge gelangen. Dann kommt es zur *Aspirationspneumonie*.

Die künstliche Ernährung

Wenn das Frühchen die Nahrung über den Magen noch nicht verträgt, oder wenn es zu klein ist und sein Magen noch nicht richtig arbeitet, bekommt es die Nahrung direkt ins Blut (*parenterale Ernährung*, unter Umgehung des Magen-Darm-Kanals).

Dabei wird die Nährlösung aus einer Glasflasche, einem Kunststoffbeutel oder einer Spritze durch einen dünnen Schlauch in die *Vene* des Babys gegeben. Eine elektronische Pumpe sorgt für eine genaue Dosierung und eine regelmäßige Geschwindigkeit.

Die Zusammensetzung der Nahrung wird täglich neu bestimmt. Der Arzt sieht am Blut des Babys, das er regelmäßig im Labor untersuchen läßt, welche Nährstoffe es braucht, und stellt danach die «Speisekarte» für die künstliche Ernährung zusammen. Sie ist nicht ohne Risiko. Als Gefahren sind anzusehen:

* Die Nährlösung ist falsch zusammengesetzt (zum Beispiel ein Zuviel an bestimmten Salzen oder zuwenig Eiweiß). Dann drohen schwere behandlungsbedürftige Stoffwechselstörungen.
* Durch die Nährlösung können die Venenwände gereizt werden; die Folge davon ist eine Venenentzündung.
* In die Nährlösung können trotz peinlicher Sauberkeit und Desinfektion Keime von außen gelangen und beim Kind zu einer schweren Infektion führen.

Um solche Gefahren möglichst gering zu halten, wird diese Art der Ernährung besonders streng überwacht, auf der Intensivstation werden hierfür äußerst sorgfältige hygienische Sicherheitsmaßnahmen eingehalten. Die Schwester, die das «künstliche Menü» zusammenmixt, kleidet sich wie bei einer Operation: Sie trägt einen sterilen Kittel, eine Haube, Mundschutz und sterile Handschuhe. Die einzelnen Nährstoffe und Zusätze – Traubenzucker, Eiweiß, Salze und Vitamine – werden in Ampullen und Flaschen geliefert und in einem sterilen Glaskasten gemischt. Die Schwester zieht die vorgeschriebene Menge mit einer Spritze auf und füllt sie in den Infusionsbeutel. Diesen schließt sie an einen Schlauch an und verbindet ihn mit der Nadel oder dem Katheter in der Vene des Babys. Schlauch und Beutel werden alle 24 Stunden gewechselt und weggeworfen. Denn durch die Wärme auf der Intensivstation und im Brutkasten können sich Keime leicht und schnell vermehren.

Womit wird ein Baby ernährt?

Eine ganz wichtige Rolle bei Frühchen spielt das Wasser. Ein Baby mit 26 Schwangerschaftswochen, das etwa 1 Kilo wiegt, besteht zu 85 Prozent aus Wasser. Ein Neunmonatsbaby mit 3 Kilo besteht zu etwa 70 Prozent und ein Erwachsener mit 70 Kilo zu etwa 60 Prozent aus Wasser. Der hohe Wassergehalt im Körper eines Frühgeborenen muß also bei der Nahrungszusammensetzung berücksichtigt werden. Das Frühgeborene mit 26 Schwangerschaftswochen und 1 Kilo Gewicht benötigt in der Nahrung etwa 140–150 ml Flüssigkeit pro Kilogramm Körpergewicht. Ein Neunmonatsbaby mit 3 Kilo braucht 110 bis 120 ml und ein Erwachsener mit 70 Kilo benötigt nur noch 35 ml pro Kilogramm Körpergewicht. Diese Menge bekommt das Frühgeborene aber nicht vom ersten Tag an – das würde seine noch unreifen Organe wie Leber und Niere und vor allem auch das Herz zu sehr belasten. Man beginnt deshalb im allgemeinen am ersten Tag mit 60–70 ml Flüssigkeit pro Kilogramm Körpergewicht und steigert täglich um 10 ml bis zur Endmenge von 140–150 ml/kg.

Wasserverlust ist für das Frühgeborene sehr gefährlich. Es kann Wasser verlieren durch Erbrechen oder Durchfall, durch die Verdunstung über die viel zu dünne Haut, durch Fieber oder durch die Bestrahlung bei der Neugeborenengelbsucht. Die Folge davon ist, daß das Blut dikker wird und langsamer fließt. Es belastet das Herz mehr, und es kann deshalb zur Bildung von Blutgerinnseln in den Blutgefäßen kommen, zu Thrombosen.

Aus diesen Gründen wird der Bedarf eines Frühgeborenen an Wasser von Schwestern und Ärzten ganz exakt berechnet, und sie beobachten genau, wieviel das Baby an Wasser verliert.

Außer Wasser benötigt das Frühchen täglich eine bestimmte Menge an Kalorien für seinen Energiehaushalt. Obwohl es noch so klein ist, braucht es sehr viel Energie für seine körperlichen Leistungen beim Schreien und Toben; aber auch zum Wachsen und Reifen.

Wieviel Kalorien braucht ein Baby am Tag? Ein Frühgeborenes mit 26 Wochen und 1 Kilo auf der Waage hat einen täglichen Bedarf von 120 bis 150 Kalorien pro Kilogramm. Ein Neunmonatsbaby mit 3 Kilo Gewicht benötigt 100 bis 120 Kalorien und ein Erwachsener mit 70 Kilo 35 Kalorien pro Kilo Körpergewicht. Ein schwerarbeitender Erwachsener mit 70 Kilo, zum Beispiel ein Bergarbeiter, braucht im Vergleich zu einem Frühgeborenen nur 60 Kalorien pro Kilogramm seines Gewichts. Daran sieht man, daß ein Frühchen sehr viel mehr Energie verbraucht als ein Schwerarbeiter.

Was macht das Baby mit all der Energie? Die 120 Kalorien, die das Frühchen mit 26 Wochen und 1 Kilo Gewicht bekommt, teilt es folgendermaßen auf:

* 60 bis 75 Kalorien verbraucht es allein für seinen Erhaltungsstoffwechsel; zum Beispiel dafür, daß es nicht abnimmt.
* 25 Kalorien braucht es zum Wachsen.
* 15 Kalorien verbraucht es für die dreieinhalb Stunden Schreien und Trinken am Tag. (Ein Frühgeborenes schläft täglich etwa 14,5 Stunden, 6 Stunden ist es wach, aber ruhig, und etwa 3,5 Stunden ist es mobil.)
* 12 Kalorien braucht es, um die Energieverluste beim Stuhlgang auszugleichen.
* Für das Wachsen des Babys gilt als Faustregel: Für 1 Gramm Gewichtszunahme braucht es täglich 3 Kalorien.

Wasserablagerungen im Gewebe (*Ödeme*), zum Beispiel bei zu geringer Urinausscheidung, sind keine echte Gewichtszunahme. Sie deuten eher auf eine Erkrankung des Babys hin.

Woher bezieht ein Baby seine Kalorien? Etwa 50 Prozent der Kalorien bekommt das Frühchen aus Traubenzuckerlösungen. Rund 40 Prozent bezieht es aus einer Fettlösung, und etwa 10 Prozent werden in Form einer Eiweißlösung geliefert.

Was benötigt ein Baby außerdem zum Wachsen und Gedeihen? Dazu gehört eine Vielzahl von Stoffen und Substanzen, die wir hier gar nicht alle aufzählen wollen. Sie sind in den Speziallösungen für die künstliche Ernährung vorhanden. Die wichtigsten Salze (*Elektrolyte*) sind dabei *Natrium, Kalium, Chlor, Kalzium* und Phosphor. Die wichtigsten Vitamine zum Beispiel A, B, C, D, E und K. Mehr Einzelheiten darüber siehe «Medizinische Fachbegriffe».

Einige dieser Stoffe werden durch Untersuchungen regelmäßig auf ihren Gehalt im Blut des Babys kontrolliert, da Verschiebungen zu schweren Erkrankungen führen können. Befindet sich zuwenig oder zuviel Kalium im Blut, kann es zum Beispiel zu Störungen des Herzens kommen. Oder bei zuwenig Kalzium kann das Baby zittrig werden und einen Krampfanfall erleiden.

Schwierigkeiten mit der Atmung

Noch wichtiger als die Ernährung ist die richtige Versorgung mit Sauerstoff. Das Baby im Mutterleib nimmt den Sauerstoff aus dem mütterlichen Blut über die *Plazenta* direkt auf. Es braucht seine Lungen noch nicht. Deshalb sind seine Lungenbläschen auch noch mit «Wasser» gefüllt. Da es in der Lunge noch keinen Sauerstoff aufnehmen kann, fließt nur wenig Blut durch sie. Nach der Entbindung müssen sich die Lungen mit dem ersten Schrei oder den ersten Atembewegungen entfalten. Erst jetzt wird der Sauerstoff aus der Luft für die Lunge verwertbar und gelangt ins Blut. Etwa 20 Prozent aller Frühgeborenen haben bei der Geburt Schwierigkeiten mit der Atmung. Hier einige Beispiele.

Die Flüssigkeitslunge. Bei Frühgeborenen mit einer *Flüssigkeitslunge* ist das Fruchtwasser, das im Mutterleib die Lungen ausfüllte, noch vorhanden. Es ist bei der Geburt nicht aus der Lunge herausgedrückt worden. Das passiert besonders beim Kaiserschnitt. Bei der normalen Geburt durch die Scheide wird der Brustkorb des Babys zusammengepreßt und die Lunge wie ein Schwamm ausgedrückt. Beim Kaiserschnitt ist die «Luke», durch die das Kind nach draußen kommt, erheblich größer; es wird nicht zusammengedrückt. Das Fruchtwasser bleibt in der Lunge. Das Baby hat dann eine Flüssigkeitslunge, im Englischen auch «wet lung» – nasse Lunge – genannt.

Atemnotsyndrom. Ein *Atemnotsyndrom* haben Frühgeborene, deren Lungenbläschen noch schlaff wie leere Luftballons sind. Ihnen fehlt der *Surfactant-Faktor.* An der Innenwand der Lungenbläschen bilden sich dabei feine Häutchen (Membranen), die das Aufblasen und damit die Atmung erschweren. Die Lungenbläschen fallen immer wieder in sich zusammen.

Angeborene Lungenentzündung. Die angeborene Lungenentzündung oder konnatale *Pneumonie* ist eine Erkrankung des Frühgeborenen durch eine Infektion. Bei dieser Erkrankung sind mit dem Fruchtwasser Keime aus der Scheide in die Lunge eingedrungen. Hier kommt es dann zu den Zeichen einer Entzündung.

Das Baby hat Atemnot. Hat das Baby Atemprobleme, so kann der Arzt das an folgenden Symptomen erkennen:

* Das Kind stöhnt beim Atmen, es maunzt oder wimmert. Seine Ausatmung ist angestrengt. Seine Lunge dehnt sich nicht richtig aus, sie bleibt starr. Das Baby preßt die Luft heraus, strengt sich dabei an und stöhnt.
* Flattern der Nasenflügel, man sagt, das Baby «nasenflügelt».
* Durch die erschwerte Einatmung bilden sich tiefe Furchen zwischen den Rippen. Man bezeichnet dies als Einziehungen.
* Das Baby atmet schnell und unregelmäßig.
* Beim Abhören der Atemgeräusche kann der Arzt feststellen, ob die Lungen auf beiden Seiten gleich «belüftet» sind.
* Das Kind hat bläuliche Lippen, vielleicht eine bläuliche Hautfarbe. Man bezeichnet dies als *Zyanose.* Sie entsteht durch Sauerstoffmangel.

Alle diese Zeichen einer Atemnot oder einer Erkrankung der Lungen stellt der Arzt bei seiner Untersuchung von außen fest. Daneben kann er durch eine *Blutgasanalyse* sehen, wieviel Sauerstoff im Blut vorhanden ist und ob Sauerstoffmangel besteht. Außerdem kann mit einer Elektrode (transkutane Sauerstoffelektrode), die auf 44 Grad Celsius aufgeheizt wird, durch die Haut hindurch der Sauerstoff im Blut fortlaufend gemessen und auf einem Monitor registriert werden. Damit die Haut an der Meßstelle gut durchblutet ist, muß die Sonde hier die Haut erwärmen. Um Verbrennungen der empfindlichen Frühgeborenenhaut zu vermiden, muß diese Stelle fast stündlich gewechselt werden. Zurück bleiben kleine rote Flecken, die nach einigen Tagen verschwinden.

Durch eine Röntgenaufnahme der Lunge, eine *Thorax*-Aufnahme, kann der Arzt die Veränderungen in der Lunge direkt sehen und zwischen den einzelnen Krankheiten unterscheiden. Diese Aufnahme ist fast immer erforderlich, da sie dem Arzt die Entscheidung erleichtert, wie er behandeln soll.

Die Behandlung der Atemnot. Findet der Arzt im Röntgenbild Zeichen einer Lungenentzündung (*Pneumonie*), wird er selbstverständlich eine Behandlung mit *Antibiotika* beginnen. Bei der *Flüssigkeitslunge* und dem *Atemnotsyndrom* steht aber meistens der drohende Sauerstoffmangel als Folge der Atemnot im Vordergrund. Deshalb muß der Arzt versuchen, mehr Sauerstoff in das Blut des Babys zu leiten. Hierfür gibt es verschiedene Möglichkeiten. Die einfachste Form dieser Behandlung ist die Anreicherung der Atemluft mit zusätzlichem Sauerstoff. Dies geschieht mit einer Sauerstoffhaube. Sie ist aus Plastik und durchsichtig. Sie wird dem Baby wie ein Taucherhelm über den Kopf gestülpt. Ein Schlauch führt dem Frühgeborenen vorgewärmte und befeuchtete Luft zu, die mit Sauerstoff angereichert ist. Wieviel Sauerstoff das Baby benötigt, sieht der Arzt an der *Blutgasanalyse* oder dem transkutanen Sauerstoffmonitor.

Die Beatmung mit einer Maschine: Gelingt es mit dieser Haube nicht, genügend Sauerstoff in das Blut zu leiten, ist das Baby trotzdem noch bläulich oder hat es Atemnot, so braucht es in der Regel die Unterstützung durch eine Beatmungsmaschine. Dabei wird ihm ein dünner, weicher Plastikschlauch durch die Nase in die Luftröhre eingelegt (*endotracheale Intubation*). Er wird an der Nase befestigt und dann mit den Schläuchen des Beatmungsgeräts verbunden. Für die *Beatmung* gibt es verschiedene Methoden, die häufigsten sollen hier kurz beschrieben werden.

1. Die CPAP-Beatmung. Dabei muß das Baby allein atmen. Der Beatmungsschlauch führt ihm kontinuierlich ein Sauerstoff-Luft-Gemisch zu und sorgt dafür, daß über seiner Lunge ständig ein leichter Druck lastet. Dieser verhindert, daß die Lungenbläschen in der Ausatemphase (Expiration) wieder in sich zusammenfallen. Diesen gleichbleibenden Druck nennt man *CPAP* oder *Continuous positive airway pressure.* Auf deutsch heißt das: ein ständiger positiver Druck auf den Atemwegen und damit auf den Lungenbläschen.

2. Die positive Druckbeatmung (IPPV). Das Baby atmet sehr unregelmäßig oder überhaupt nicht. Seine *Blutgasanalyse* ist schlecht; das heißt, es hat zuwenig Sauerstoff oder zuviel Kohlendioxid im Blut. Das Kind muß künstlich beatmet werden. Eine Maschine (Respirator) sorgt für diese Beatmung. Sie pumpt über einen Schlauch vorgewärmte und befeuchtete Luft in die Lungen des Babys. Nach kurzer Zeit paßt sich sein Atemrhythmus meist der Maschine an: Das Baby «merkt», daß ihm die Maschine hilft. Manchmal aber wehrt es sich gegen sie, es kämpft gegen die Beatmung. Dann muß der Arzt das Kleine durch Gabe von Beruhigungsmitteln «dämpfen» und ihm helfen, sich an das Beatmungsgerät anzupassen.

Der Arzt nimmt die Einstellung des Beatmungsgeräts nach den Werten der Blutgasanalyse vor. Hat das Kind zuwenig Sauerstoff, kann er beispielsweise den Beatmungsdruck oder den Sauerstoffgehalt des Beatmungsgases erhöhen. Ist zum Beispiel das Kohlendioxid zu hoch, so erhöht er die Beatmungsfrequenz oder den Beatmungsdruck und beatmet das Baby schneller. Außerdem stellt er an der Maschine die Strömungsgeschwindigkeit und die Temperatur der Atemluft (35 bis 36 Grad Celsius) sowie die Luftfeuchtigkeit (etwa 85 Prozent) ein.

Diese Form der Beatmung nennt man IPPV, das heißt *Intermittend positive pressure ventilation* oder auf deutsch abwechselnd positive Druckbeatmung.

In den letzten Jahren hat man verschiedene weitere Beatmungstechniken erprobt. Insbesondere hat man die Beatmungsfrequenzen (Anzahl der von der Maschine gemachten Atemzüge pro Minute) verändert und versucht, die Beatmung so der Lunge der Frühgeborenen noch mehr anzupassen. Man unterscheidet deshalb heute neben der Beatmung mit 50–60 Schüben pro Minute, eine Hochfrequenzbeatmung mit bis zu 150 Bewegungen/min und eine sogenannte Flimmerbeatmung mit mehr als 1000 Bewegungen/min.

Ob eine derartige Beatmungsform für das Frühgeborene in Frage kommt, entscheidet der Arzt jeweils an Hand der Beatmungssituation und der Blutgaswerte.

Hat diese Beatmung Erfolg und bessert sich das Befinden des Babys, so wird in Abständen die Stärke der Beatmung gesenkt. Das heißt, meist wird zuerst der zusätzliche Sauerstoff in der Atemluft vermindert. Dann wird im allgemeinen der Beatmungsdruck gesenkt, um die Lungen zu schonen. Wenn es dem Baby dann immer noch gutgeht und es allmählich wieder besser selbst atmen kann, wird die Zahl der Beatmungsschübe verändert. Anfangs brauchte es vielleicht 50 bis 60 Schübe pro Minute. Sie werden dann langsam schrittweise über 50–40–30–20–10 bis 1 Schub pro Minute zurückgedreht. Dabei achten die Schwestern und Ärzte aber darauf, daß das Kind nicht überanstrengt wird. Es muß sich zwischen diesen Veränderungen immer wieder «ausruhen» können. Bläst die Maschine nur noch einmal pro Minute, so soll das Baby dadurch eigentlich nur noch an das «Selbstatmen» erinnert werden. Das Zurückdrehen der Beatmung nennt man *Entwöhnung*. Die Beatmungsmethode, bei der das Baby nur noch an das Atmen erinnert wird, heißt IMV oder abwechselnde Erinnerungsbeatmung.

Dieses Entwöhnen ist oft ein Geduldsspiel für Schwestern und Ärzte – aber auch für die Eltern. Manchmal geht es zügig voran, manchmal vergehen aber auch Tage, bis man wieder um zehn Atemzüge verringern kann. Mitunter gibt einem das Kleine auch zu verstehen, daß es noch nicht soweit war, und die «Arbeit» der Maschine muß wieder verstärkt werden. Es kommt auch vor, daß ein Kind das Entwöhnen überhaupt nicht verträgt – dann muß die Maschine wieder auf volle Beatmung gestellt werden. Häufig werden Eltern dann ängstlich, vielleicht auch etwas ungeduldig. Es ist dann manchmal sehr schwer, ihnen verständlich zu machen, daß ihr Baby einfach noch nicht soweit war und noch etwas Zeit braucht.

Die Bronchialtoilette. Babys, die einen Beatmungsschlauch in der Luftröhre haben, können nicht richtig husten. Das heißt, sie können den Schleim aus der Lunge nicht von allein loswerden. Schleim bildet sich bei jedem Menschen in der Lunge und wird normalerweise abgehustet und verschluckt. Bei den beatmeten Babys muß dazu die Schwester eingreifen. Sie spritzt etwa 0,5–1 ml sterile Lösung in den *Tubus*, der dem Baby aus der Nase ragt. Danach verteilt sie diese Flüssigkeit in der Lunge, indem sie für kurze Zeit die Maschine höherstellt oder mit dem Beatmungsbeutel mehr beatmet (hyperventiliert). Anschließend führt sie einen dünnen Plastikschlauch durch den Tubus in die Luftröhre. Dabei dreht sie den Kopf des Kindes nach rechts und kann dann den Schleim mit einer fein dosierten Pumpe aus der linken Lunge absaugen. Ober umgekehrt den Kopf nach links, dann saugt sie Schleim von rechts ab. Die Schwester stellt an einer Skala ein, wie stark sie saugen darf.

Manche Babys reagieren auf dieses Absaugen sehr empfindlich; sie verlangsamen dabei für kurze Zeit ihren Herzschlag, oder aber sie verlieren vorübergehend ihre rosige Gesichtsfarbe. Das Absaugen ist deshalb eine Arbeit, bei der die Schwester das Baby sehr konzentriert beobachten muß. Diese Beobachtung kann sie sich erleichtern, wenn sie darauf achtet, daß das Kind zu diesem Zeitpunkt an den transkutanen Sauerstoffmonitor angeschlossen ist.

Die Lösung des Schleims in der Lunge und den Bronchien wird von außen unterstützt. Die Schwester massiert vor dem Absaugen den Brustkorb des Babys mit vibrationsartigen Bewegungen ihrer Finger. Manchmal setzt sie dafür auch eine elektrische Zahnbürste ein, die ebenfalls solche feinen Vibrationen macht.

Schleim, der nicht aus der Lunge und den Bronchien entfernt wird, kann zur Verstopfung des Beatmungstubus und zu schweren Komplikationen mit Sauerstoffmangel führen. Außerdem fördert er durch Verlegung einzelner Lungenteile die Entstehung einer Infektion (*Pneumonie*).

Erfolge der künstlichen Beatmung. Etwa 15 Prozent aller Frühgeborenen haben Probleme mit der Atmung, haben ein *Atemnotsyndrom*. Der größte Teil von ihnen muß vorübergehend beatmet werden. Besonders «anfällig» sind hier die Frühgeborenen unter 1500 Gramm und jünger als 30 Schwangerschaftswochen. Noch vor etwa 20 Jahren starben sehr viele dieser Babys an den Folgen des Atemnotsyndroms oder der mangelhaften Beatmungsmöglichkeit. Durch die moderne Technik, die bessere Beatmungs- und Überwachungsgeräte entstehen ließ, konnten hier große Fortschritte erzielt werden. Nach zahlreichen Untersuchungen sterben heute nur noch etwa 25 Prozent aller Babys, die wegen eines Atemnotsyndroms beatmet werden müssen. Sicher ist dabei die Sterberate um so höher, je kleiner das Frühgeborene ist.

Doch auch für diese sehr kleinen Frühgeborenen wird sich bald die Zukunft ändern. Durch Verabreichung eines Surfactant-Präparates kurz *nach* der Geburt lassen sich ihre Lungen vor dem gefürchteten Atemnotsyndrom schützen.

Skeptiker, die anfangs befürchtet hatten, durch diesen technischen Fortschritt werde nur die Zahl behinderter Kinder erhöht, konnten inzwischen durch weltweite Untersuchungen widerlegt werden. Waren vor etwa 20 Jahren noch rund 35 Prozent der überlebenden Frühgeborenen später behindert, so ist es heute noch etwa 10 bis 20 Prozent. Vorausgesetzt natürlich, die Beatmung verlief ohne Komplikationen.

Komplikationen bei der künstlichen Beatmung. Eines der größten Risiken der künstlichen *Beatmung* ist die Infektion. Je länger die Beatmung dauert, um so größer ist das Risiko für eine Infektion. Bei normaler Atmung werden Keime auf natürliche Weise vor dem Eindringen in die Lunge zurückgehalten. Die Atemluft wird durch die Schleimhaut der Nase und des Rachens und ihrer feinen Härchen «gefiltert». Bei der künstlichen Beatmung fehlen diese natürlichen Schranken. Durch den Beatmungsschlauch (*Tubus*) in der Luftröhre steht der Kehlkopf immer offen. Normalerweise wird er vom Kehlkopfdeckel verschlossen. Durch diesen verminderten Schutzwall können also sehr leicht Keime (*Bakterien*) in Luftröhre und Lunge eindringen. Die Folge ist dann eine Besiedelung mit diesen Keimen und häufig eine Lungenentzündung.

Daneben können sich bei der künstlichen Beatmung auch technische Pannen ereignen. Trotz sorgfältigster Überwachung des beatmeten Frühgeborenen und des Geräts kann es zu solchen Beatmungszwischenfällen kommen. Die häufigsten Alarmsituationen sind: Der Beatmungsschlauch löst sich vom Tubus, der aus der Nase hervorsteht. Vielleicht war das Baby unruhig und hat sich selbst vom Gerät abgehängt. Sofort gibt das Beatmungsgerät Alarm. Die Situation wird geklärt. – Der Beatmungstubus in der Luftröhre kann durch zähen Schleim aus der Lunge verstopfen – das Kind droht zu ersticken. Das Beatmungsgerät und die anderen Monitore schlagen sofort Alarm. Der Tubus wird herausgezogen und durch einen neuen ersetzt. Das Baby wird umintubiert. – Der Beatmungsschlauch verschiebt sich, rutscht zu tief in die Luftröhre oder die Bronchien. Dann wird vorübergehend nur eine Lunge beatmet. Dies kann nur von ganz empfindlichen Beatmungsmonitoren, die das Atemminutenvolumen messen, registriert werden – die Sonde, die den Sauerstoff durch die Haut hindurch mißt, «bemerkt» es etwas später. Sie gibt Alarm, sobald der Sauerstoff zu sehr schwankt oder abfällt. – Der Beatmungsschlauch kann auch aus der Luftröhre herausrutschen und vielleicht kurz in die Speiseröhre gelangen. Auch hier schlagen Monitore Alarm.

Der Pneumothorax. Die am meisten gefürchtete Komplikation der künstlichen Beatmung ist das Platzen der Lunge, der *Pneumothorax*. Er hat verschiedene Ursachen. Zum einen kann es passieren, daß beim Absaugen des Schleims aus der Lunge Lungenbläschen zerreißen. Zum anderen kann der Druck der Beatmung Lungenbläschen zum «Platzen» bringen. Die Lunge fällt dann sofort in sich zusammen. Die eingeatmete Luft oder die von der Maschine gepumpte Luft sammelt sich außerhalb der Lunge im Brustkorb an und kann nicht mehr entweichen. Wie bei einem Ventil kann die Luft nur von der einen Seite hinein, aber nicht heraus. Die Luftblase außerhalb der Lunge wird immer größer. Sie verdrängt das Herz aus der Mitte und preßt das Herz und die gesunde Lunge zusammen. Es ist ein Spannungspneumotorax entstanden. Eine lebensbedrohliche Situation.

Als Folge davon sinkt der Blutdruck rasch ab, das Herz schlägt zuerst für kurze Zeit schneller (*Tachykardie*) und wird dann immer langsamer (*Bradykardie*). Das Kind bekommt zuwenig Sauerstoff über die zusammengedrückte gesunde Lunge. Es besteht außerdem die Gefahr einer Blutung im Gehirn.

Wie ist der Pneumothorax zu erkennen? Beim Abhören mit dem Stethoskop bemerkt der Arzt ein fehlendes oder abgeschwächtes Atemgeräusch. Er hört die Herztöne nicht mehr an der üblichen Stelle, sie sind verschoben. Von außen sieht er manchmal, wie sich der Brustkorb auf der Seite der geplatzten Lunge weiter vorwölbt. Außerdem hat das Baby Atemnot, und meist droht Sauerstoffmangel; es wird blau.

Wie wird der Pneumothorax behandelt? Wenn die Situation für das Baby noch nicht lebensbedrohlich ist, röntgt der Arzt die Lunge und sieht nach, wie groß der Schaden ist. Hat er keine Zeit mehr zum Röntgen, vielleicht weil das Herz des Babys schon langsamer schlägt, sticht er sofort «blind» mit einer sehr dünnen Nadel zwischen der vierten und fünften Rippe ein und saugt mit einer Spritze Luft ab. Wenn möglich wird der Arzt für diesen Eingriff dem Baby eine leichte Narkose durch Injektion eines kurzwirkenden Medikaments geben, damit das Kind keine zusätzlichen Schmerzen hat. Anschließend macht er an dieser Stelle einen etwa halben Zentimeter langen Schnitt durch die Haut und das Rippenfell. Er schiebt einen dünnen Plastikschlauch (Drän) in die «Luftblase». Der Schlauch wird außen an der Haut festgenäht und an eine Absaugpumpe angeschlossen. Das ganze nennt man Pleuradrainage. Nach kurzer Zeit wird das Baby nochmals geröntgt, um das Ergebnis zu sehen. Meist hat sich dann die geplatzte Lunge bereits wieder voll entfaltet. Manchmal muß der Arzt auch die Lage des Schlauches korrigieren oder einen zweiten an einer anderen Stelle einlegen. Der Schlauch muß mehrere Tage liegen bleiben, bis die geplatzte Stelle verheilt ist.

In vielen Fällen kündigt sich ein Platzen der Lunge schon vorher an. Man kann manchmal bei vorausgehenden Röntgenaufnahmen sehen, wie sich bereits Lungenbläschen oder einzelne Teile eines Lungenläppchens überblähen. Sie sind dann bereits überdehnt und mehr mit Luft gefüllt. Durch mehr Beatmungsdruck oder beim Absaugen kann es an diesen Stellen «knallen». Bei ein bis zwei Prozent aller Früh- und Neugeborenen tritt so ein *Pneumothorax* auf. Manchmal auch spontan, nach dem ersten kräftigen Schreien. Bei beatmeten Babys steigt die Häufigkeit bis auf elf Prozent und mehr.

Die Beatmungslunge. Neben den bisher beschriebenen Gefahren droht der Lunge eines beatmeten Frühchens noch eine andere Art der Schädigung. Die Beatmungslunge, Umbaulunge oder auch *bronchopulmonale Dysplasie*.

Durch die Beatmung werden die Lungenbläschen und kleinen Bronchien geschädigt. Ihre Zellen verändern sich. In das Lungengewebe lagert sich Wasser ein, es quillt auf. Der Körper «wehrt» sich dagegen, indem er faserartiges Gewebe bildet. Dadurch verliert die Lunge ihre Dehnbarkeit, sie versteift. Dies ist ein langwieriger und schleichender Vorgang. Er beginnt oft schon nach wenigen Tagen maschineller Beatmung. Die Ursachen sind bis heute noch nicht vollends geklärt. Sicher ist man sich, daß Sauerstoff ein Auslöser für diesen Schaden ist. Er ist zwar lebensnotwendig, in zu hoher Konzentration aber wirkt er wie Gift. Er schädigt die lebende Zelle. Bei der Beatmung mit hohem Sauerstoffgehalt in der Atemluft schädigt er die Zellen in den Lungenbläschen. Eine weitere Ursache für den Umbau der Lunge ist der Beatmungsdruck, mit dem die Maschine die Lunge «aufbläst». Andere Auslöser sind häufige Lungenentzündungen und die Überlastung des Körpers mit zuviel Wasser bei der künstlichen Ernährung. Ein offen bleibender *Ductus arteriosus*, der zur Überflutung der Lunge mit Blut führt, kann ebenfalls die Ursache für den Umbau sein.

Wie erkennt man die Beatmungs- oder Umbaulunge? Der Zustand des Babys bessert sich nicht während der *Beatmung*. Es braucht langsam immer mehr Beatmung – mehr Beatmungsdruck und mehr Sauerstoff. Außerdem hört der Arzt bei der Untersuchung Rasselgeräusche und manchmal sogar Geräusche wie bei asthmatischen Patienten. Bei diesen Babys kommt es dann auch zur asthmaartigen Atemnot. Im Röntgenbild kann der Arzt die Veränderungen in der Lunge und den Schweregrad der Umbaulunge beurteilen. Er sieht Teile der Lunge überbläht und andere dicht oder verstopft.

Behandlung der Beatmungslunge. Für die Beatmungslunge gibt es bisher leider noch keine wirkungsvolle Behandlung. Die Beatmungsdauer verlängert sich häufig um Wochen, manchmal um Monate. Durch die Veränderungen in der Lunge wird das Herz sehr stark belastet. Es muß verstärkt gegen den Widerstand der versteiften Lunge anpumpen. Es kann daher zur Herzschwäche (Herzinsuffizienz) kommen. Sie macht dann oft noch die Behandlung herzstützender Medikamente erforderlich (Digitalis-Medikamente).

Nach einiger Zeit kommen auch Kinder mit einer Umbaulunge von der Beatmungsmaschine ab und können allein atmen, bei den meisten Babys heilt die Beatmungslunge nach zwei bis vier Jahren vollkommen aus. Leichtere Veränderungen sind allerdings oft schon im ersten Lebensjahr «vergessen».

In den letzten Jahren hat sich bei manchen Frühgeborenen mit langwierigem Verlauf einer schweren Beatmungslunge die Entwöhnung von der Maschine mittels einer Unterdruckkammer aus Plastik bewährt. Diese Unterdruckkammer funktioniert wie früher die eiserne Lunge. Das Baby wird bis zu den Achselhöhlen in eine gepolsterte «Plastiktonne» gelegt, die dann von allen Seiten vollkommen luftdicht abgeschlossen wird. Am Brustkorb des Babys dichtet eine Gummimanschette die Kammer ab. Über eine Vakuumvorrichtung mit Manometer wird jetzt auf den Brustkorb des Kindes ein Sog von 8 bis 12 cm Wassersäule ausgeübt, der den Brustkorb dehnt, die Lunge bis in die periphersten Gebiete entfaltet und so dem Kind das Atmen erleichtert. Manche Kinder liegen nach der *Extubation* oftmals über Wochen in solch einer Unterdruckkammer und atmen selbst, bis sie dann auch von der Kammer entwöhnt werden können. Durch dieses CNP Verfahren (continuos negative pressure / kontinuierlicher Unterdruck) werden vor allem die durch die Beatmung entstehenden weiteren Veränderungen in der Lunge und auch Infektionen verhindert.

Kinder mit einer Umbaulunge sind in den ersten Monaten meist noch anfälliger gegen Infekte, sie bekommen häufiger Bronchitis und Lungenentzündungen. Aber auch das Risiko für den plötzlichen Kindstod (siehe *Krippentod*) ist erhöht.

Nachuntersuchungen bei Jugendlichen zeigten, daß diese nach überstandener Umbaulunge zwar gesund sind, aber ihre Lungen nicht ganz so belastungsfähig sind wie die von Leistungssportlern. Diese Jugendlichen sind ohne Atemnot und führen ein ganz normales Leben, sind vielleicht eben nur keine Sportasse.

Wie viele Babys bekommen eine Beatmungslunge? Etwa sechs Prozent aller Babys, die wegen eines *Atemnotsyndroms* beatmet werden müssen, bekommen eine Umbaulunge. Das Risiko dafür hängt von der Dauer der *Beatmung* ab. Bei Babys, die länger als drei Tage beatmet werden, steigt es auf etwa 15 Prozent an. Alle Babys unter 1000 Gramm haben ein Risiko von etwa 20 Prozent, eine Umbaulunge zu bekommen.

Atempausen. Man nennt sie auch *Apnoen*. Sie können unterschiedlich lang sein. Es scheint, als habe das Kind seine Atmung vorübergehend vergessen. Meistens ist dies ein Zeichen für ein unreifes Gehirn, besonders im «Atemzentrum». Apnoen können aber auch auftreten, wenn das Baby eine Hirnblutung, eine Infektion, Blutarmut, Unterkühlung oder Sauerstoffmangel hat.

Die «vergessene» Atmung kann nach wenigen Sekunden wieder von allein «anspringen», ohne daß das Baby davon beeinträchtigt ist. Dauert die Pause aber länger als 20 Sekunden, wird das Herz häufig langsamer (*Bradykardie* – Herzschlag unter 100 pro Minute), und es kann zu Sauerstoffmangel kommen. Um solche Atempausen rechtzeitig zu erkennen, werden gefährdete Babys mit einem Monitor überwacht. Wird die Atmung flacher oder unregelmäßiger und treten Atempausen von mehr als 15 Sekunden ein, so gibt er automatisch Alarm. Gleichzeitig kann der Arzt am transkutanen Sauerstoffmonitor, gleichsam «durch die Haut hindurch», sehen, wieviel Sauerstoff das Baby im Blut hat.

Die Behandlung von Atempausen. Babys mit Atempausen werden im Brutkasten (Inkubator) überwacht. Sie dürfen ihre Körpertemperatur nicht verlieren oder anderen Risikofaktoren ausgesetzt werden. Sie werden schonend ernährt, mit vielen kleinen Mahlzeiten am Tag. Sie werden sehr schonend gepflegt, nicht schnell hochgenommen oder gedreht. Sie werden also wenig belastet – wie ein rohes Ei behandelt.

Wenn die Atempause sehr kurz ist, genügt oft ein sanfter Anstoß zur Erinnerung. Auf manchen Frühgeborenenstationen liegen Babys mit *Apnoen* auch auf Wasserkissen. Das ständige leichte Schaukeln bei jeder Bewegung erinnert sie an das Schwimmen in der Fruchtblase. Sie werden ruhiger, machen weniger Atempausen und gedeihen außerdem noch besser – manchmal müssen Apparate die Natur ersetzen.

Babys, die viele Atempausen machen und denen Sauerstoffmangel droht, bekommen unter Überwachung ihres Sauerstoffspiegels im Blut zusätzlich Sauerstoff in den Brutkasten. Außerdem kann die Atmung mit einem Medikament (*Theophyllin*), in Tropfenform auf die Zunge gegeben, angeregt werden. Es soll auch zur Ausreifung des «Atemzentrums» beitragen und hat einen ähnlichen Aufbau wie die im Kaffee oder Tee enthaltenen anregenden Substanzen.

Sollte dies alles nichts nützen, so muß das Baby vorübergehend beatmet werden. Babys, die Atempausen auch noch bis zur Entlassung haben, gelten als Risikokinder und können eine Gefährdung für den plötzlichen Kindstod (siehe *Krippentod*) haben.

Herz und Kreislauf eines Frühgeborenen

Die meisten Frühgeborenen kommen mit einem gesunden Herzen zur Welt. Nur etwa ein Prozent aller lebenden Früh- und Neugeborenen hat einen angeborenen Herzfehler. Und nur zwei Prozent aller lebendgeborenen Babys werden in den ersten Tagen «herzkrank». Bei ihnen kann es in der ersten Zeit Probleme geben, wenn sich das Herz und der Kreislauf nicht umstellen. Wie schon weiter vorn erklärt, braucht das Kind im Mutterleib seine Lungen noch nicht. Es nimmt den Sauerstoff über den Mutterkuchen (*Plazenta*) auf. Seine Lungen sind noch mit Flüssigkeit gefüllt und die Lungengefäße verengt. Deshalb fließt nur wenig Blut durch die Lunge. Das meiste strömt durch eine «Umleitung», die *Ductus arteriosus* genannt wird, an der Lunge vorbei. Es läßt sie praktisch links liegen.

Der Ductus arteriosus. Mit dem ersten Schrei füllt sich die Lunge mit Luft und damit auch mit Sauerstoff. Die verengten Lungengefäße öffnen sich, und das Blut strömt jetzt durch die Lungen. Es nimmt nun den Sauerstoff über die Atemluft und die Lungenbläschen auf. Der Sauerstoffgehalt im Blut wird dadurch größer als zuvor im Mutterleib. Die «Umleitung» schließt sich bei gesunden Neugeborenen dadurch in der Regel in den ersten Tagen durch langsame Gefäßverengung. Anders bei Frühgeborenen und kranken Neunmonatskindern. Bei etwa 60 bis 70 Prozent der kleinen Frühgeborenen bleibt die «Umleitung», der Ductus arteriosus, offen. Es kann zur Überflutung der Lunge kommen, da das Blut, so merkwürdig es klingt, jetzt in umgekehrter Richtung durch die «Umleitung» fließt und in die Lunge strömt. Vorher waren die Blutgefäße der Lunge verengt, jetzt sind sie geöffnet und der Blutdruck in ihnen niedriger als im übrigen Körper. Durch die Überflutung kommt

Herz, Kreislauf und Lungen beim Baby im Mutterleib

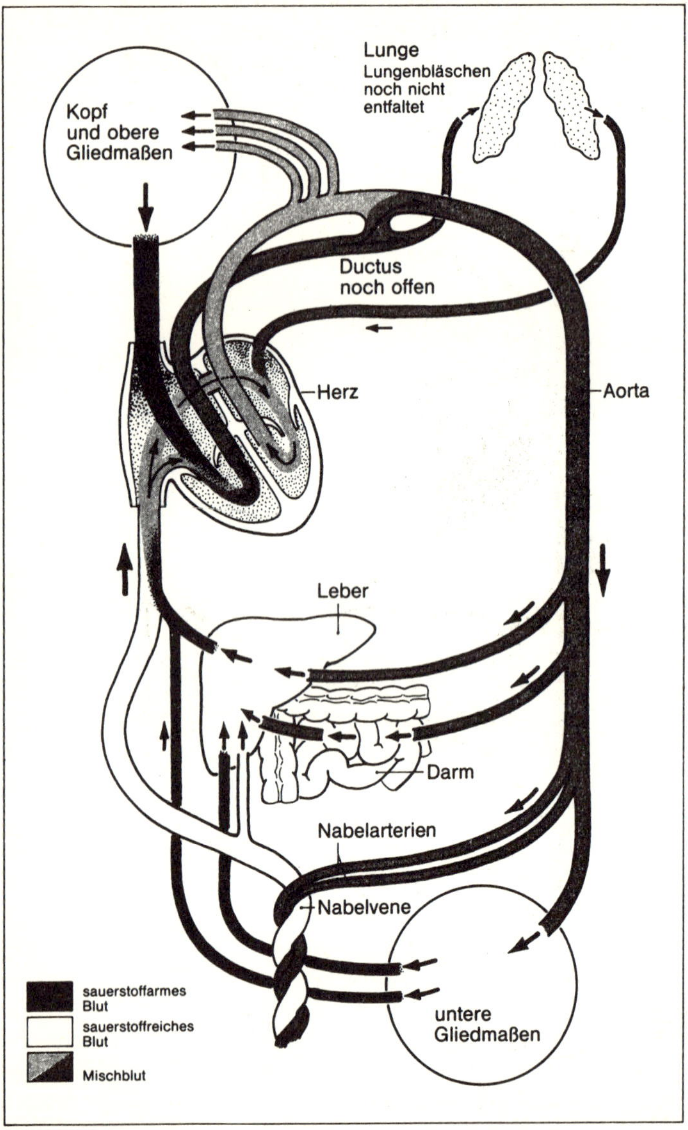

Herz, Kreislauf und Lungen beim Menschen nach der Geburt

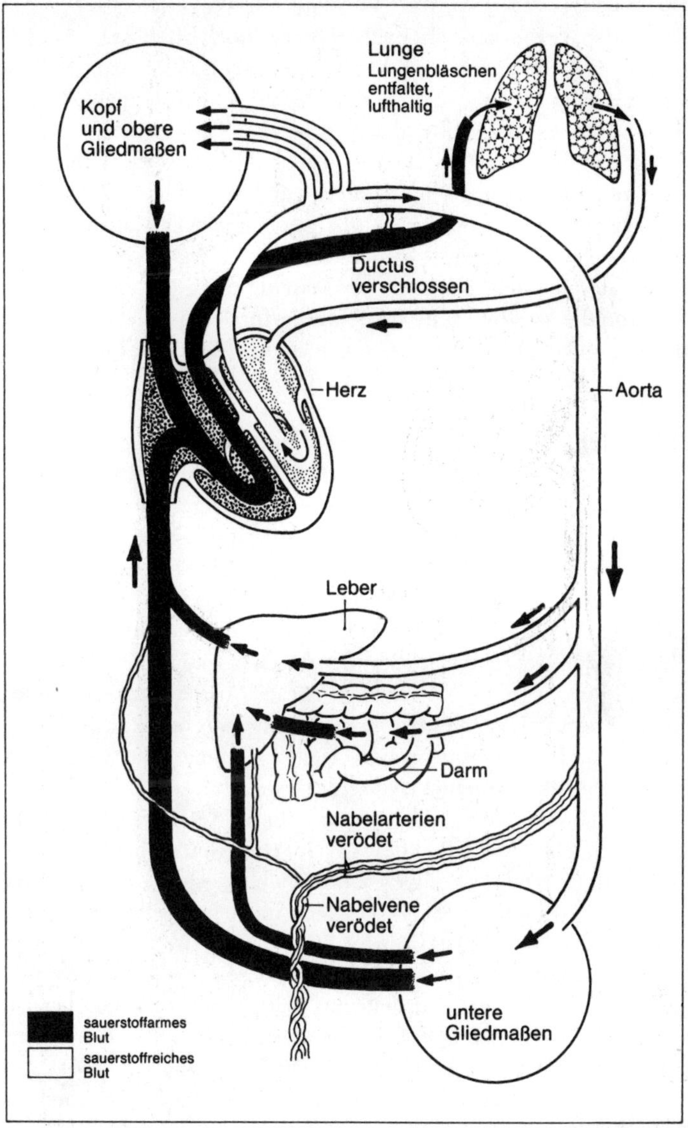

es zum Blutstau in der Lunge. Dieser kann sich bis zum Herzen fortsetzen und es somit schwer belasten.

Wie kann der Arzt erkennen, ob der Ductus noch offen ist? Er hört in diesem Fall bei vielen Babies ein lautes «maschinenartiges» Geräusch über dem Herzen. Er sieht einen kräftigen und schnell pochenden Herzschlag unter der Haut des Brustkorbs. Er tastet einen verstärkten Pulsschlag an Armen und Beinen – «hebende Pulse». Die Babies mit einer offenen «Umleitung» haben meist einen schnelleren Herzschlag (über 160 pro Minute), und ihre Atmung geht ebenfalls schneller (über 70 Atemzüge pro Minute) – sie sind tachykard und tachypnoisch. Auf dem Röntgenbild sieht der Arzt die Erweiterung der Lungengefäße, und er kann die Vergrößerung des Herzens durch die zunehmende Belastung verfolgen. Diese Veränderungen können auch im *Ultraschall* des Herzens (*Echokardiogramm*) erkannt werden.

Wie kann der Ductus verschlossen werden? Die erste und einfachste Maßnahme: der Arzt drosselt die Flüssigkeitszufuhr bei der Nahrung. Besteht die künstliche Ernährung eines Frühgeborenen mit 1000 Gramm zum Beispiel vorher aus 150 ml Infusionslösung, so erhält es dann nur noch etwa 80–100 ml Lösung bei etwa gleicher Kalorienzahl. Hat diese konservative Behandlung in einigen Tagen keinen Erfolg, verabreicht der Arzt manchmal ein Medikament, *Indomethacin.* Es wird in der Regel in drei Dosen über 36 Stunden durch Injektion in den Muskel, manchmal auch in die *Vene*, gegeben. Dieses Medikament kann aber schwere Nebenwirkungen haben. Es kann zur Einschränkung der Nierenleistung und sogar zum Nierenversagen kommen. Die Erfolgsrate dieses medikamentösen Ductusverschlusses wird unterschiedlich hoch angegeben. Es gibt Untersuchungen mit 20 bis 50 Prozent Versagerquoten – das heißt, die «Umleitung» bleibt offen. Jetzt gibt es nur noch die Möglichkeit einer operativen Unterbindung. Dies ist keine echte Herzoperation wie die am offenen Herzen. Am Herzen selbst wird überhaupt nichts gemacht. Der Chirurg führt einen etwa 10 Zentimeter langen Schnitt unter dem linken Schulterblatt. Er spreizt zwei Rippen auseinander und drängt die Lunge zur Seite. Dann sucht er sich die «Umleitung», den *Ductus arteriosus*, und verknotet ihn mit einem festen Faden. Zurück bleibt eine dünne Narbe. Die Babys sind zwar die ersten Tage nach der Operation noch sehr angestrengt, bessern sich aber danach meist. Wenn die Operation rechtzeitig durchgeführt wurde, bevor durch die Überflutung der Lunge eine Beatmungslunge entstanden ist, kommen die Babys meist auch schnell von der Maschine weg. Nach zahlreichen Untersuchungen wird das Risiko für diese Operation mit etwa 10 Prozent angegeben. Das heißt, von hundert operierten Babys sterben etwa zehn.

Fehler in der Kreislaufschaltung

Der erste Schrei und Atemzug ist für das Neugeborene sehr wichtig. Mit ihm strömen Luft und Sauerstoff in die Lunge, – erweitern sich die Lungengefäße, – ihr Widerstand fällt ab, – das Blut kann durch die Lunge fließen und Sauerstoff aufnehmen. Kommt bei diesen ersten lebenswichtigen Aktionen aber nicht genügend Sauerstoff in die Lungen des Babys, so bleiben seine Lungengefäße verengt, ihr Widerstand hoch und die Blutzufuhr in die Lunge gedrosselt. Es kommt nicht zur normalen Durchblutung der Lunge. Das Kind kann nicht genügend Sauerstoff über seine Lungen ins Blut aufnehmen. Es bleibt der Zustand aus dem Mutterleib erhalten. Deshalb nennt man ihn auch persistierenden fetalen Kreislauf; das heißt, Bestehenbleiben der Kreislaufverhältnisse wie im Mutterleib, abgekürzt als PFC-Syndrom. Diese Babys haben schwere Atemnot und Sauerstoffmangel. Sie sehen meist bläulich aus (zyanotisch). Bei dieser Veränderung kann der Arzt nicht viel untersuchen. Die Verengung der Lungengefäße läßt sich im Röntgenbild erkennen. Noch besser kann man den persistierenden fetalen Kreislauf im *Ultraschall* des Herzens sehen.

Wie kann man diese Fehlschaltung des Kreislaufs behandeln? Neben der Gabe von Sauerstoff über eine Plastikhaube oder der maschinellen Beatmung kann der Arzt diese Fehlschaltung des Kreislaufs durch die Gabe eines Medikaments (Tolazolin) beheben. Er spritzt es in eine *Vene* am Kopf oder kann es über eine Infusionspumpe langsam einlaufen lassen. Hat das Erfolg, so erweitern sich darunter die Lungengefäße. Die Lunge wird normal durchblutet und kann den Sauerstoff aus der Luft abnehmen und ins Blut weitergeben. Wenn das Baby so auf die Behandlung anspricht und rosig wird, muß das Medikament als Infusion über mehrere Tage gegeben werden, bis sich die Kreislaufverhältnisse stabilisiert haben. Als Nebenwirkung kann es dabei aber manchmal zu Blutdruckabfall, zu Störungen der Niere und Blutungen im Magen-Darm kommen. Dann muß die Behandlung abgebrochen werden.

Der Sauerstoff

Ohne Sauerstoff kann kein Mensch leben. Bereits wenige Minuten nach einem vollständigen Sauerstoffmangel ist der Mensch tot. Sauerstoff kommt in der Luft vor, sie enthält 21 Prozent. In der Lunge wird Sauerstoff ins Blut aufgenommen. Er wird im ganzen Körper herumtransportiert. Jede einzelne Körperzelle braucht ihn zum Leben. Am nötigsten haben ihn die Hirnzellen. Sie leisten die meiste «Arbeit» und verbrauchen die meiste Energie. Sie sind die Schaltzentrale, von ihnen werden alle Körpervorgänge kontrolliert. Sie arbeiten sogar im Schlaf auf Hochtouren. Hirnzellen sind also bei Sauerstoffmangel besonders gefährdet. Deshalb auch die ständige Überwachung, um Frühgeborene vor Sauerstoffmangel zu bewahren.

Was passiert bei zuviel Sauerstoff im Blut? Diesen Zustand bezeichnet man auch als *Hyperoxie*. Sie ist für die Netzhaut des Babys sehr gefährlich und kann zur Erblindung führen. Wie alle Organe und Gewebe ist auch die Netzhaut des Frühgeborenen noch nicht ausgereift. Das heißt, sie hat noch zuwenig Blutgefäße. Diese beginnen erst ab der 32. Schwangerschaftswoche, die Netzhaut sternförmig zu durchziehen. Wenn sie überall am Rand der Netzhaut angekommen sind, dann ist sie ausgereift. Während dieser Reifephase, besonders zwischen der 32. und 34. Woche, ist die Netzhaut sehr «verletzlich».

Durch zuviel Sauerstoff im Blut kommt es zu einer Verengung dieser «sternförmig wandernden» Blutgefäße in der Netzhaut. Sie verstopfen, das umgebende Gewebe bekommt vorübergehend zuwenig Sauerstoff, Zellen können absterben. Die Netzhaut versucht den Schaden durch eine Überreaktion zu reparieren. Es kommt an den geschädigten Stellen zu Wucherungen von feinsten besenreiserartigen Blutgefäßen. Diese Gefäße können durch eine narbenartige Verdickung (Leiste) auf ihrer Wanderschaft zum Rand der Netzhaut aufgehalten werden. Für den weiteren Verlauf gibt es nun zwei Möglichkeiten. Die Gefäße haben die Kraft, durchbrechen die Leiste und dringen bis zum Netzhautrand vor. Die Gefahr ist gebannt – die Erkrankung ausgeheilt. Oder aber die kleinen Blutgefäße werden durch die Leiste aufgehalten – es kommt zur Narbe. Durch diese Narbe kann in den folgenden Wochen und Monaten die wachsende Netzhaut festgehalten und von der Hinterwand des gleichfalls wachsenden Augapfels abgezogen werden – abgezogen wie eine Tapete von der Wand. Durch diese Netzhautablösung kommt es dann zur Erblindung. Man nennt diese Erkrankung *Retinopathie*.

Veränderungen in der Netzhaut findet man bei vielen kleinen Babys. Bei den meisten heilen sie von allein ab. Bildet sich eine Narbe oder Leiste, so muß oftmals die Netzhaut durch eine Kältevereisung an die Wand des Augapfels «angeschweißt» werden. Zur Netzhautablösung und damit zur Erblindung kommt es heute zum Glück nur noch selten. Durch die modernen Überwachungsgeräte, wie zum Beispiel den transkutanen Sauerstoffmonitor, kann sie fast vollkommen verhindert werden. Denn dabei mißt eine aufgeheizte *Elektrode* durch die Haut hindurch fortlaufend den Sauerstoffgehalt des Blutes. Steigt er an, kann der Arzt sofort reagieren und eine Hyperoxie verhindern.

Netzhautveränderungen ohne Sauerstoffbehandlung. Sicherlich klingt die Erklärung der Rolle des Sauerstoffs beim Entstehen einer *Retinopathie* des Frühgeborenen einleuchtend. In Wirklichkeit aber sind die Entstehungsursachen trotz vieler Untersuchungen noch nicht so endgültig sicher geklärt. Denn je länger die Ursachen dieser Netzhauterkrankung bei Frühgeborenen untersucht wurden, desto mehr mögliche Ursachen wurden gefunden. Neben der Sauerstoffbehandlung werden für die *Retinopathie* der Frühgeborenen außerdem die Unreife, der Kohlensäuregehalt im Blut und die Menge der Bluttransfusionen mit Erwachsenenblut verantwortlich gemacht. Es gibt nämlich auch Frühgeborene, die keinen Sauerstoff bekommen hatten und trotzdem an dieser Retinopathie erkrankten. Die Gefährdung durch die Transfusion mit Blut eines Erwachsenen hängt mit der Bindung des Sauerstoffs an den roten Blutfarbstoff (*Hämoglobin*) zusammen. Das Hämoglobin befindet sich in den roten Blutkörperchen (*Erythozyten*), es bindet den Sauerstoff an sich und transportiert ihn im ganzen Körper. Hämoglobin eines Erwachsenen gibt mehr Sauerstoff an das Gewebe in der Netzhaut ab als das Blut von Frühgeborenen. Es kann dadurch zu einer hohen Sauerstoffkonzentration in den Netzhautgefäßen und den Veränderungen wie oben beschrieben kommen.

Läßt sich eine Retinopathie bei Frühgeborenen verhindern? Mit letzter Sicherheit nur, wenn man verhindern könnte, daß Babys zu früh auf die Welt kommen. Eine wichtige Voraussetzung aber, die Krankheit nicht entstehen zu lassen, ist die genaue Dosierung des Sauerstoffs. Er muß bei einem Frühgeborenen so exakt wie ein Medikament dosiert und seine Wirkung kontrolliert werden. Dadurch können *Hyperoxien* meistens vermieden werden. Ein anderer, bisher allerdings noch nicht endgültig entschiedener Versuch, eine Retinopathie bei Frühgeborenen zu verhindern, besteht in der versorglichen Gabe von Vitamin E. Es steht im Ruf, die Netzhaut und ihre Gefäße vor Sauerstoff zu schützen. Eine weitere Möglichkeit, diese Erkrankung zu verhindern, ist die regelmäßige Untersuchung des Augenhintergrunds durch den erfahrenen Augenarzt. Nur so kann beurteilt werden, ob das Baby gefährdet ist. Er kann dann rechtzeitig eingreifen und das Schlimmste verhindern.

Infektionen

Infektionen sind der Todfeind aller Frühgeborenen. Es gibt angeborene Infektionen und erworbene Infektionen. An ihnen erkrankt das Frühgeborene im Laufe der Krankenhausbehandlung.

Die häufigste angeborene Infektion ist das *Amnioninfektionssyndrom*, seine Ursache meistens ein vorzeitiger Blasensprung. So bezeichnet man das Platzen der Fruchtblase 24 Stunden vor der Entbindung und länger. Etwa 10 Prozent aller schwangeren Frauen sind davon betroffen. Bei den Müttern von Frühgeborenen sind es sogar bis zu 40 Prozent. Der Blasensprung tritt meist vor den Wehen auf. In der Regel haben etwa 80 Prozent der werdenden Mütter innerhalb von 24 Stunden nach dem Blasensprung Wehen. Springt die Fruchtblase und ist das Fruchtwasser abgegangen, so ist das Kind nicht mehr vor Infektionen von außen geschützt. Es wandern Keime (meist *Bakterien*) aus der Scheide nach oben durch den Muttermund in die Gebärmutter. Dort infizieren sie die das Kind umgebenden Eihäute (*Amnion*), den Mutterkuchen (*Plazenta*) und das Kind, manchmal auch die Nabelschnur. In seltenen Fällen kommen die Keime auch aus dem Blut der Mutter, durchwandern den Mutterkuchen und gelangen über das Blut zum Baby.

Manche Babys infizieren sich auch auf dem Weg nach draußen, bei der «Wanderung» durch den Geburtskanal. Sie verschlucken infiziertes Fruchtwasser oder Schleim und werden so krank.

Das Baby im Mutterleib und kurz nach der Geburt ist sehr anfällig für eine Infektion, da seine Haut noch dünn ist, nicht genügend Schutz bietet und noch wenig Abwehrstoffe hat.

Wie machen sich Infektionen im Mutterleib bemerkbar? Bei der Mutter: 24 Stunden nach dem Blasensprung haben etwa 30 Prozent der

Mütter Fieber über 38 Grad Celsius. 48 Stunden nach dem Blasensprung finden sich bei der Hälfte der Frauen Entzündungen im Mutterkuchen. Daneben können Schmerzen im Unterleib auftreten.

Beim Baby: Es hat bei einer solchen Infektion oft einen schnelleren Herzschlag (über 180 pro Minute), man bezeichnet dies als fetale *Tachykardie*. Im Wehenschreiber treten Veränderungen auf (*Dezelerationen*). Bei der Geburt stinken die Babys manchmal. Oft haben sie auch erhöhte Temperatur oder sind bei der Geburt in ihrer Lebensfrische gedämpft.

Zeichen einer Infektion nach der Geburt. Infektionen, ob angeboren oder im Krankenhaus erworben, haben nach der Geburt fast immer ähnliche Symptome. Babys mit einer beginnenden Infektion sind manchmal nur sehr schwer von anderen zu unterscheiden. Oft bemerken die Schwestern als erste, daß das Baby etwas ausbrütet: «Irgendwie sieht sie heute nicht gut aus.» Oder: «Das Kerlchen gefällt mir heute nicht, es ist so anders.» Manchmal können solche Beobachtungen schon die ersten Alarmzeichen sein. Frühgeborene bekommen selbst bei schweren Infektionen nicht immer *Fieber*. Oftmals schwankt aber ihre Körpertemperatur, sie neigen zu Untertemperatur (*Hypothermie*), dann wieder steigt sie bis zu Fieber (*Hyperthermie*). Dabei wechseln sie sehr oft die Hautfarbe und sehen mal grau, blaß, mal bläulich marmoriert, auch mal gelblich oder graugelb aus.

Viele Frühgeborene machen dabei Atempausen (*Apnoen*), oder ihr Herz beginnt, unregelmäßig zu schlagen. Sie bekommen *Bradykardien*. Häufig beginnen sie zu spucken, oder sie erbrechen. Der Bauch sieht gebläht aus, und im Magen bleiben nach jeder Mahlzeit Reste zurück. Die Babys werden unruhig, schreien manchmal auffallend schrill. Andere wieder sind ungewöhnlich still, bewegen sich nicht mehr viel und wirken schläfrig. Manche bekommen auch Krampfanfälle.

Wie entdeckt der Arzt eine Infektion? Das Schwierige ist: nicht immer treten alle Zeichen gleichzeitig auf. Oft sind sie nur sehr gering und flüchtig, und trotzdem ist das Kind bereits krank. Auf der Suche nach einer Infektion wird es gründlich untersucht. Der Arzt hört es ab, tastet seinen Körper nach schmerzhaften Stellen ab. Er bewegt seine Gelenke und prüft seine Reflexe. Er sieht in den Rachen des Babys und leuchtet in die Ohren, um eine Mittelohrentzündung zu erkennen. Durch die Röntgenaufnahme der Lunge kann er eine Lungenentzündung entdekken.

Zusätzlich nimmt er dem Kind Blut aus einer *Vene* ab und teilt es für verschiedene Labors auf. Zum einen wird das *Blutbild* überprüft: ob zu viele oder zu wenige weiße Blutkörperchen vorhanden sind und wie sie aussehen. Außerdem wird nach einem Eiweißstoff gesucht (*CRP*, das heißt *C-reaktives Protein*), dessen Konzentration, typisch bei Infektionen, im Blut erhöht ist. Bei Verdacht auf eine angeborene Infektion werden auch die *Immunglobuline*, die im Körper gebildeten Abwehrstoffe, untersucht. Manchmal finden sich auch in der *Blutgasanalyse* Hinweise auf eine schwere Infektion – diese Babys werden langsam «sauer», das heißt, sie bekommen eine *Azidose*. Manchmal wird auch wie beim Erwachsenen eine Blutsenkung abgenommen – in Miniausführung, deshalb Mini-*BSG/Blutkörperchensenkungsgeschwindigkeit*. Die wichtigsten Untersuchungen bei einer Infektion fahnden nach den Übeltätern. Das heißt nach den Keimen, die eine Infektion auslösen. Dafür werden Abstrich aus Rachen und Ohr abgenommen, Stuhl und Blut werden bakteriologisch untersucht. Diese einzelnen Proben werden auf Nährböden oder Nährlösungen bebrütet. Sind *Bakterien* darin, so wachsen diese innerhalb weniger Tage. Die Kulturen werden positiv. Ist die Blutkultur zum Beispiel positiv, so sind darin Keime (Krankheitserreger) gewachsen. Diese Bakterien werden dann in einem zweiten Arbeitsgang mit verschiedenen *Antibiotika* auf dem Nährboden zusammengebracht. Wachsen sie dabei trotz der Zugabe eines bestimmten Antibiotikums, so kann der Arzt erkennen, daß sie gegen dieses unempfindlich sind. Es ist also für die Behandlung dieser Infektionsart wirkungslos. Man nennt diese Untersuchung die Resistenzbestimmung der Bakterien – das Testen ihrer Empfindlichkeit.

Hat der Arzt einen Hinweis dafür, daß sich die Infektion schon weiter im Körper ausgebreitet hat, so macht er eine *Blasenpunktion* und eine *Lumbalpunktion*. Bei der Blasenpunktion wird aus der gefüllten Harnblase steril mit einer Nadel Urin entnommen. Bei der *Lumbalpunktion* wird mit einer Nadel in den Rückenmarkskanal der Lendenwirbelsäule gestochen und Gehirnwasser (*Liquor*) abgelassen. Beides, Urin und Liquor, werden auf weiße Blutkörperchen (*Leukozyten* als Reaktion auf die Infektion) und auf Krankheitserreger untersucht.

Wie wird eine Infektion behandelt? Da die kleinen Frühgeborenen noch sehr geschwächt sind in ihrer Abwehr von Infektionen, stellen diese eine große Bedrohung dar. Es bleibt deshalb häufig keine Zeit, mit der Behandlung zu warten, bis alle Ergebnisse da sind. Da vor allem die bakteriologischen Untersuchungen (das Züchten der Krankheitserreger) oft Tage dauern kann, muß das Baby häufig erst einmal «blind» behandelt werden. Das heißt, der Arzt wählt zur Behandlung der Infektion eine Kombination von *Antibiotika*, von der er weiß, daß sie die meisten in Frage kommenden Keime erfaßt. Kommt das genaue Ergebnis der Kulturen zurück, so muß er manchmal die Antibiotika austauschen, oder er kann sie sogar weglassen.

Frühgeborene bekommen in der Regel ihre Antibiotika in die *Vene* gespritzt; manchmal auch als Dauerinfusion über den ganzen Tag verteilt. Ist das Baby sehr klein oder besonders bedroht, so erhält es zusätzlich Abwehrstoffe *(Immunglobuline)*, die aus dem Blut von Spendern entwickelt wurden.

Neben dieser Behandlung der direkten Ursache, also der Vernichtung der Keime, müssen die dabei auftretenden einzelnen Symptome behandelt werden. Das heißt, der Arzt behandelt die Atempausen (*Apnoen*), die Herzrhythmusstörungen oder das Erbrechen und Spucken oder die Gelbsucht.

Welche Organe können von einer Infektion betroffen werden?

Man muß zwischen Infektionen unterscheiden, die nur lokal (an einem Organ) ablaufen, und solchen, die sich über mehrere Organe oder den ganzen Körper ausbreiten. Lokale Infektionen sind zum Beispiel: die Mittelohrentzündung (Otitis), die Lungenentzündung (*Pneumonie*), die Nierenentzündung (Nephritis) und die Darminfektion (Enteritis oder *Enterokolitis*). Sie können sich rasch über den ganzen Körper ausbreiten und führen dann zur Blutvergiftung mit *Bakterien (Sepsis)* und manchmal zur Hirnhautentzündung (*Meningitis*).

Die Lungenentzündung: Eine der häufigsten Infektionen bei Frühgeborenen auf einer Intensivstation. Sie sind am anfälligsten für eine Lungenentzündung. Babys, die beatmet werden müssen, erkranken sehr leicht an ihr (siehe Seite 56), «Schwierigkeiten mit der Atmung»). Sie verschlechtern sich dann meist in ihrer Beatmung, brauchen mehr Sauerstoff, mehr Beatmung. Babys, die vorher eine gesunde Lunge hatten, müssen jetzt mitunter beatmet werden oder Sauerstoff bekommen.

Die Nierenentzündung. Zu einer solchen Infektion kommt es auf zwei Wegen. Zum einen können Keime aus dem Blut die «Niere» befallen. Zum anderen können Keime durch die Harnröhre aufsteigen und sich in der Niere ansiedeln. Da die Harnröhre bei Mädchen kürzer ist, kommt diese Art der Infektion bei ihnen häufiger vor als bei Jungen. Durch die «aufsteigenden» *Bakterien* kommt es dann zur Nieren- oder Harnwegsentzündung. Bei schweren Infektionen in der Niere bildet diese keinen Urin mehr. Es kann zu Nierenversagen kommen, ähnlich wie nach schwerem Schock oder nach nierenschädigenden Medikamenten. Merkt der Arzt das Nachlassen der Nierenfunktion – das Baby pinkelt weniger –, gibt es zusätzlich zu den *Antibiotika* harntreibende Medikamente, wie er sie sonst bei der Unterfunktion der unreifen Niere in den ersten Lebenstagen oder beim Nierenversagen durch Schock einsetzt.

Diese Arzneimittel, die die Urinproduktion wieder in Gang bringen sollen, wirken durch eine Steigerung der Nierendurchblutung oder ihren Einfluß auf die Harnkanälchen in der Niere. Gelingt dies nicht und steigen die Giftstoffe aus dem Körper im Blut weiter an, muß das Baby vorübergehend künstlich entgiftet werden. Diesen Vorgang nennt man Dialyse; meistens macht man bei Frühgeborenen eine Peritoneal-Dialyse. Das heißt, die Dialyse geschieht über eine Spülung der Bauchhöhle (der Peritonealhöhle). Hierzu wird nach Vorbereitung durch lokale Betäubung und kleinem Schnitt in die Bauchhaut ein dünner, weicher Plastikschlauch in die Bauchhöhle vorgeschoben. Durch ihn wird die spezielle Spülflüssigkeit eingegeben und nach kurzer Zeit wieder abgelassen. Während die Spülflüssigkeit in der Bauchhöhle verweilt, zieht sie die Giftstoffe und Salze allmählich aus Blut und Gewebe in sich hinein. Sie werden dann mit ihr abgelassen. Diesen Vorgang wiederholt man langsam und regelmäßig, bis sich die Blutwerte gebessert haben. Da diese Behandlung sehr schnell zu einer starken Verschiebung der Salze im Blut oder zu einer schweren Infektion im Körper führen kann, wird das Kind sehr genau überwacht. Diese Behandlung wird nicht auf jeder Intensivstation durchgeführt.

Die Darminfektion. Am häufigsten tritt eine Darminfektion (Enteritis) beim Frühgeborenen durch Keime aus verschlucktem, infiziertem Fruchtwasser auf. Neben den oben beschriebenen allgemeinen Zeichen einer Infektion fallen diese Babys meist durch Spucken, Erbrechen und Durchfall auf. Sie werden in der Regel dann vorübergehend künstlich ernährt oder bekommen eine für den Darm schonendere Nahrung. Häufig werden zusätzlich *Antibiotika* verabreicht.

Die nekrotisierende Enterokolitis (NEC). Eine der gefürchtetsten Darminfektionen auf einer Frühgeborenenstation ist die *nekrotisierende Enterokolitis*. Bei dieser Erkrankung ist die Darmwand geschädigt, sie wird porös und läßt Keime sowie Giftstoffe von Krankheitserregern (*Toxine*) in die Blutbahn durch. Es kommt zur Blutvergiftung, zur *Sepsis*. Außerdem kann es als Folge der Schädigung zum Darmdurchbruch (Perforation), zur Bauchfellvereiterung (*Peritonitis*) und zum Darmverschluß (*Ileus*) kommen. Um das Baby zu retten, muß dann immer sofort operiert werden.

Wie kommt es zur Schädigung der Darmwand? Die häufigste Ursache dafür sind lokale Durchblutungsstörungen in der Darmwand. Das Blut fließt langsamer, es kommt zur Bildung von Blutgerinnseln in den kleinen Gefäßen der Darmschleimhaut und dadurch zum Sauerstoffmangel und Absterben von Zellen (Nekrose). Die Stellen der zerstörten Schleimhaut werden durchlässig und porös für *Bakterien* und ihre Giftstoffe. Die Ursachen für die Durchblutungsstörung der Darmwand können ein Schock oder eine schwere *Asphyxie* bei der Geburt sein. Babys, die sehr große Schwierigkeiten bei der Geburt haben, sind für eine *nekrotisierende Enterokolitis* gefährdet. Andere Ursachen sind Infektionen im Darm, Schädigungen der Darmwand durch Medikamente, Salzlösungen und konzentrierte Milch. Sie reizen die Darmschleimhaut so sehr, daß sie ebenfalls porös wird.

Wie erkennt man Babys mit einer «porösen» Darmwand? Die ersten Anzeichen sind häufiges Spucken und Erbrechen. Der Bauch ist meist vorgewölbt, die geblähten Darmschlingen durch die zarten, dünnen Bauchdecken sichtbar. Im Magen bleiben vermehrt Reste der Nahrung zurück. Dazu kommen allgemeine Zeichen einer Infektion, wie schwankende Temperaturen, Unruhe und schlechtes Aussehen. Bei Fortschreiten der Erkrankung erbricht das Baby oft gallig, der Bauch schmerzt beim Betasten, und der Stuhl ist blutig. Das Baby verfällt zusehends und wird apathisch.

Welche Untersuchungen macht der Arzt? Zunächst werden alle Untersuchungen wie bei einer Infektion vorgenommen. Der Arzt röntgt das Baby, indem er es aufrecht vor die Röntgenkassette hält. Dabei sieht er am besten, wie die Luft im Darm verteilt ist; er sieht, ob die Darmwand verdickt und geschwollen ist. Außerdem kann er feststellen, ob sich kleine Gasbläschen in der Darmschleimhaut gebildet haben. Dann nämlich ist der Darm porös. Wenn er durchgebrochen ist (perforiert), befinden sich große Luftblasen in der freien Bauchhöhle außerhalb des Darms.

Wie wird diese schwere Erkrankung behandelt? Bei den ersten Anzeichen einer *nekrotisierenden Enterokolitis* wird der Darm entlastet. Das Kind bekommt keine Nahrung mehr über den Magen. Es wird zwei bis drei Wochen künstlich über die Blutbahn ernährt. In dieser Zeit hat es eine Magensonde. Sie ist geöffnet, damit die galligen Magenreste abfließen können. Manchmal bekommen diese Babys feuchtwarme Leibwickel gegen Blähungen. Damit sich die Infektion nicht weiter ausbreitet, werden *Antibiotika* gegeben. Bei schwerem Verlauf bekommt das Baby zusätzlich über die Magensonde ein Antibiotikum direkt in den Darm, das aber dort bleibt und nicht ins Blut aufgenommen werden kann. Es soll die im Darm befindlichen Bakterien abtöten, bevor sie durch die poröse Darmwand ins Blut gelangen. Droht ein Darmdurchbruch (Perforation), muß das Kind sofort operiert werden. Es wird für einige Monate ein künstlicher Darmausgang angelegt.

Wie oft tritt diese Erkrankung bei Frühgeborenen auf? Am meisten betroffen sind Frühgeborene unter 2000 Gramm. Etwa 25 von 1000 von ihnen bekommen diese schwere Darmerkrankung. Ganz wichtig aber für ängstliche Eltern ist es zu wissen: Nicht jedes Frühgeborene, das vorübergehend einen geblähten Bauch hat, spuckt oder etwas grüne Magenreste hat, entwickelt eine *nekrotisierende Enterokolitis*.

Die Blutvergiftung mit Keimen (Sepsis). Hier geraten Krankheitserreger in die Blutbahn und werden im ganzen Körper verteilt. Sie können in jedes Organ eindringen und dort Entzündungsherde hervorrufen. Es kann zur Entzündung und Schädigung in der Leber, den Nieren, den Knochen und im Gehirn kommen.

Babys, die eine *Sepsis* ausbrüten, haben dieselben Symptome wie bei den bereits beschriebenen Infektionen. Ihre Diagnostik wird mit denselben Untersuchungen erreicht. Bei Verdacht auf eine Blutvergiftung mit Keimen macht der Arzt fast immer eine *Blasen-* und eine *Lumbalpunktion*, um auch hier die Krankheitserreger nachweisen zu können.

Die Behandlung erfolgt ebenfalls mit *Antibiotika*. Da eine Sepsis aber eine sehr schwere Infektionskrankheit ist, gibt der Arzt fast immer eine Kombination von Antibiotika. Nur so kann er sicher verhindern, daß Keime »übersehen» werden und die Krankheit nicht ausheilt. Ist die

Sepsis lebensbedrohlich, hilft dem Baby manchmal nur eine *Blutaustauschtransfusion*. Dann bekommt das Kind meist einen *Katheter* (dünner weicher Kunststoffschlauch) in die *Nabelvene* oder eine *Nabelarterie*. Dieser Katheter liegt kurz vor dem Herzen. Der Arzt arbeitet steril verkleidet, und das Kind ist wie zu einer Operation abgedeckt. Er zieht mit einer Spritze fortlaufend kleine Mengen Blut aus dem Körper des Kindes und ersetzt sie durch Blut von einem erwachsenen Spender. Dessen Blut wurde ihm kurz vor dem Austausch abgenommen und ist durch Zusätze vorübergehend ungerinnbar. Auf diese Weise wird das gesamte Blut des Babys in etwa zwei bis drei Stunden vollkommen ausgetauscht. Mit diesem «alten» Blut sind viele Krankheitserreger und ihre Giftstoffe aus dem kleinen schwerkranken Körper ausgeschwemmt worden. Mit dem «neuen» Blut erhält das Baby viele Abwehrstoffe und «strapazierfähigere» weiße Blutkörperchen, die ihm helfen können, die Sepsis zu überwinden. In ganz verzweifelten Fällen muß der Blutaustausch mehrmals wiederholt werden.

Welche Babys sind gefährdet? Viele Frühgeborene sind anfällig für eine Blutvergiftung mit Keimen. Ein solcher Risikofaktor ist zum Beispiel die Entzündung der Eihäute und der Nabelschnur mit Fieber der Mutter und stinkendem Fruchtwasser. Außerdem sind Babys gefährdet, deren Fruchtblase länger als 24 Stunden gesprungen ist, und solche, die eine verlängerte oder schwere Geburt hinter sich haben, besonders aber Frühchen mit einem schlechten *Apgar*. Jungen erkranken häufiger an einer *Sepsis* als Mädchen. Auch Tage und Wochen nach der Geburt können kleine Frühgeborene noch daran erkranken – besonders gefährdet sind hier die Frühgeborenen, die zur künstlichen Ernährung einen zentralen Katheter benötigen. Zwar wird das Risiko mit zunehmendem Alter immer geringer, doch durch Ansteckung mit Krankenhauskeimen ist auch hier noch eine Sepsis möglich.

Die Streptokokken-B-Sepsis. Eine der gefürchtetsten Infektionen bei Frühgeborenen ist die Streptokokken-B-Erkrankung; sie führt sehr oft zu einer schweren Sepsis. Von 100 schwangeren Frauen haben etwa 25 diese Keime in ihrer Scheide. Sie sind nicht krank, und die meisten wissen auch nichts von dieser für das Baby gefährlichen «Bevölkerung» ihrer *Vagina*. Bei etwa 25 von 100 gesunden Neugeborenen kann man diese B-Streptokokken ebenfalls in Abstrichen aus dem Ohr, der Nase oder dem Rachen finden, ohne daß die Babys krank sind. Nur etwa ein Baby auf 1000 Lebendgeborene erkrankt an einer Streptokokken-B-

Sepsis. Untersucht man dagegen die Babys der Mütter, die diese Keime in ihrer Scheide haben, ist die Zahl der kranken Babys viel größer. Von ihnen bekommen etwa ein bis fünf Babys auf 100 (ein bis fünf Prozent!) eine Streptokokken-B-Sepsis.

Warum ist die Streptokokken-B-Sepsis so gefährlich? Man unterscheidet bei der Infektion mit den B-Streptokokken zwei Formen von Erkrankungen. Zum einen die Frühform, die bereits in den ersten Lebensstunden nach der Geburt beginnen kann und meist auf die erste Lebenswoche begrenzt ist. Zum anderen die Spätform, die häufig erst in der zweiten Lebenswoche beginnt und auch noch nach mehreren Wochen auftreten kann. Die Frühform ist immer durch Ansteckung vor oder während der Geburt erworben. Die Spätform entsteht meistens durch Ansteckung in der Zeit nach der Entbindung. Die Frühform kann sehr schnell verlaufen, an ihr stirbt trotz schnellen Erkennens und massiver Behandlung fast noch immer die Hälfte der erkrankten Babys.

Die Frühform der Krankheit. Viele der infizierten Babys kommen schon bei der Geburt mit schwersten Atemstörungen und einem Schock zur Welt. Oft müssen sie wegen eines schweren *Atemnotsyndroms* sofort beatmet werden und brauchen dabei viel Sauerstoff. Sie haben eine gefährliche Lungenentzündung, und meist breiten sich B-Streptokokken gleichzeitig im ganzen Körper aus. Für eine umfangreiche Untersuchung bleibt oft nicht genügend Zeit. Der Zustand des Babys verschlechtert sich zusehends, und manchmal sterben sie den Ärzten unter den Händen weg – trotz einer Behandlung mit hohen Dosen *Penicillin.* Manchmal hilft ein schneller Blutaustausch und stoppt den rapiden Verfall des Kindes.

Kann diese lebensbedrohliche Erkrankung verhindert werden? Die B-Streptokokken kommen überall in unserer Umwelt vor. Sie können sich deshalb auch jederzeit in der Scheide einer Frau ansiedeln, ohne bemerkt zu werden. Ist vor der Entbindung eine solche Besiedelung bekannt, kann der Frauenarzt versuchen, die B-Streptokokken durch desinfizierende Medikamente und antibiotische Behandlung der Mutter aus der Scheide zu vertreiben. Außerdem wird das Baby nach der Geburt sofort durch Abstrich aus Rachen und Ohr oder vom Nabel auf diese Keime untersucht. Manchmal kann man sie gleich nach der Geburt im verschluckten Fruchtwasser aus dem Magen des Babys nachweisen. Dann wird es durch *Penicillin* oder ein ähnliches Medikament geschützt.

Damit man bereits bei der Entbindung weiß, ob B-Streptokokken mit im Spiel sind, werden in manchen Geburtskliniken wenige Tage vor der Entbindung Abstriche aus der Scheide der Frau untersucht – vorbeugen ist besser als heilen.

Zum raschen Erkennen von B-Streptokokken beim Kind sind inzwischen von der Industrie Schnellverfahren entwickelt worden. Mit ihnen kann der Arzt innerhalb von weniger als einer Stunde testen, ob sie sich im Blut, Urin oder Liquor befinden. Auch diese Methoden helfen mit, betroffene Babys zu schützen und schneller zu behandeln.

Die Spätform der Streptokokken-B-Erkrankung. Sie verläuft langsamer und weniger dramatisch. Die erkrankten Kinder fallen auf durch Schwierigkeiten bei der Ernährung, durch Fieber, Übererregbarkeit sowie manchmal durch Krampfanfälle. Die Spätform der Streptokokken-B-Erkrankung verläuft in der Regel als Hirnhautentzündung (*Meningitis*). Auch diese Babys werden mit *Penicillin* behandelt, meist drei bis vier Wochen. Die Sterblichkeit liegt bei «nur» 15 Prozent, aber häufig sind die überlebenden Babys in ihrer Entwicklung verzögert.

Die Hirnhautentzündung. Viele Eltern von Frühgeborenen haben schreckliche Angst vor Infektionen, besonders vor einer Hirnhautentzündung. Wird bei den Untersuchungen nach einer sich ausbreitenden Infektion eine *Lumbalpunktion* gemacht, so steigert sich diese Angst vor einer *Meningitis* meist noch mehr. Die Hirnhautentzündung ist zwar eine lebensbedrohliche Krankheit – kommt aber relativ selten vor. Etwa zwei Babys auf 1000 Frühgeborene erkranken an ihr. Meistens tritt sie als Folge einer *Sepsis* auf. Hier treten Keime aus der Blutbahn ins Gehirn und gehen auf die Hirnhäute über, sie verursachen die Entzündung.

Die ersten Anzeichen gleichen oft denen, die wir bereits bei den anderen Infektionen kennengelernt haben. Daneben sind die Babys aber meist sehr schlaff, bewegen sich wenig, obwohl sie vorher lebhaft waren, und trinken schlecht. Sie reagieren oft empfindlich auf Berührung, zittern, sind unruhig, übererregbar und häufig kommt es zu Krampfanfällen.

Wie kann der Arzt eine Meningitis nachweisen? Neben den allgemeinen Infektionsuntersuchungen findet er im *Liquor* die Zeichen der Entzündung. Das Gehirnwasser wird durch eine *Lumbalpunktion* gewonnen. Unter dem Mikroskop kann man bei einer *Meningitis* viele weiße

Blutkörperchen (*Leukozyten*) sehen, die normalerweise nur sehr gering oder überhaupt nicht im Liquor vorhanden sind. Außerdem kann man die Keime durch Anfärbung unter dem Mikroskop oder durch Züchtung auf Nährmedien nachweisen.

Wie wird die Hirnhautentzündung behandelt? Die Behandlung wird immer mit *Antibiotika* durchgeführt. Ihre Wahl hängt von der Art der Krankheitserreger (*Bakterien*) ab. Der Arzt berücksichtigt dabei, daß nicht alle Antibiotika aus dem Blut in das Gehirn «eindringen» können, um zu wirken. Für die Behandlung der Meningitis eignen sich nur solche, die auch am Ort der Entzündung, im Gehirn, «ankommen».

Was erwartet Frühgeborene nach einer Hirnhautentzündung? Die gefährlichsten Hirnhautentzündungen sind die mit Koli-Bakterien; das sind Keime, die normalerweise im Stuhl vorkommen. Bei einer solchen *Meningitis* sterben trotz moderner Medizin noch immer bis zu 75 Prozent der Kinder. Bei all den anderen Hirnhautentzündungen sind die Erfolge zwar besser, aber auch hier sterben oft noch bis zur Hälfte der erkrankten Kinder.

Babys, die überleben, haben oft Störungen und schwere Probleme in ihrer weiteren Entwicklung. Das heißt, sie lernen oft sehr spät sitzen, stehen oder laufen. Sie haben Schwierigkeiten, richtig zu hören und sprechen zu lernen. Bei manchen kann ein *Hydrozephalus* (vermehrte und zunehmende Ansammlung von Gehirnwasser) auftreten, der operiert werden muß. Manche Frühgeborene bleiben nach einer Meningitis auch ein Leben lang behindert.

Blutungen im Gehirn

Katharinas Vater erwähnt in seinem Bericht, seine Tochter habe einen kleinen Bluterguß im Gehirn gehabt, der sich wieder auflöste. Katharina hatte wie viele Frühgeborene ihrer Größe und ihres Reifealters eine solche Blutung. Bei Erwachsenen sind Hirnblutungen vor allem nach schweren Unfällen oder bei Schlaganfällen im Alter bekannt. Bei Frühgeborenen haben sie eine ganz andere Ursache und einen anderen Verlauf. Vor allem aber ist die Prognose, die Aussicht für das zukünftige Leben, ganz anders. Zum Glück in der Regel viel besser.

Durch die moderne Technik können kleine Frühgeborene von den ersten Stunden an mit *Ultraschall* überwacht werden. So können selbst kleinste Blutungen entdeckt werden, bevor sie überhaupt durch klinische Symptome am Kind auffallen. Inzwischen ist bekannt, daß Hirnblutungen um so häufiger sind, je kleiner und unreifer ein Frühgeborenes ist. Etwa die Hälfte aller Babys unter 1500 Gramm – sie sind jünger als 30 Schwangerschaftswochen – hat solche Blutungen. Das heißt, von 100 Frühgeborenen sind etwa 50 betroffen. Das Erstaunliche daran aber ist, daß von diesen 50 Babys nur etwa wieder die Hälfte, also 25, sofort durch klinische Zeichen auffallen und krank sind. Die anderen 25 bleiben vorübergehend unerkannt oder fallen nur «zufällig» bei Ultraschalluntersuchungen auf. Ihre Blutungen sind in der Regel so leicht, daß die Babys später keinerlei Probleme haben.

Wodurch entstehen Blutungen im Gehirn? Das Gehirn besteht bekanntlich aus zwei Hälften, wie ein halbiertes Ei. Sie sind in der Mitte miteinander verbunden. In beiden Hälften (Hemisphären) befinden sich schmale Hohlräume (die Seitenventrikel), die in ein gemeinsames Sammelbecken (3. Ventrikel) münden und einen gemeinsamen Abfluß (4. Ventrikel) haben. Die Ventrikel sind mit dem Gehirnwasser gefüllt. Es wird in den Wänden der Hirninnenräume (*Ventrikel*) gebildet und fließt über den Rückenmarkskanal ab.

Im Boden und in den Wänden um die Ventrikel liegt bei sehr kleinen Frühgeborenen eine äußerst empfindliche, zellreiche Gewebsschicht (Plexus). In ihr sind viele kleine, äußerst zarte Blutgefäße. Die Hirnblutungen bei Frühgeborenen entstehen hauptsächlich in dieser Gewebsschicht um die Ventrikel.

Für das Entstehen einer Blutung an diesen Stellen gibt es zwei Ursachen: Bei Frühgeborenen unter 1500 Gramm, Babys, die also jünger sind als 30 Wochen, fehlt noch die Selbstschutzvorrichtung des Gehirns. Diese sogenannte Autoregulation schützt es vor Blutdruckerhöhungen und ihren Folgen. Sie aber ist erst im Alter von etwa 34 Wochen ausgereift und funktionsfähig. Bis dahin wirken sich Blutdruckerhöhungen bis ins Gehirn aus. Sie führen zum Zerreißen der zerbrechlich zarten Blutgefäße um den Ventrikel und zum Bluten ins Gewebe. Zu einer so verheerenden Blutdruckerhöhung kommt es bei Frühgeborenen aus vielen Gründen. Da sind zum Beispiel der Stress bei der Geburt und beim Transport in eine entfernte Kinderklinik, aber auch die Aufregung bei Blutentnahmen und beim Absaugen von Schleim aus der Lunge. Im Grunde können alle medizinischen Verrichtungen beim Kind zu «Aufregung» führen.

Die andere Ursache für eine Blutung im Gehirn ist eine Art Blutstau in den Gefäßen, die das Blut aus dem Gehirn wieder ableiten. Im Schock kann dieses Blut nicht schnell genug abfließen, es kommt zum Rückstau. Dabei kann es auch wieder zum Zerreißen feiner Gefäße in der zellreichen Schicht am Boden der Ventrikel kommen. Es entsteht auch hier eine Blutung im Gehirn. Nachträglich läßt sich aber nicht immer erkennen, wodurch es zur Blutung gekommen ist.

Verschieden schwere Hirnblutungen. Bei der leichtesten Form der Blutung bleibt das Blut aus den gerissenen Gefäßen in der zellreichen Gewebsschicht der Wand der Ventrikel hängen (Grad I). Ist die Blutung schwerer, so bricht sie in die Ventrikel durch und kann sich mit dem *Liquor* vermischen (Grad II). Bei noch schwererer Blutung füllt das Blut die Ventrikel ganz aus (Grad III). Manchmal ist die Blutung so massiv, daß sie die Ventrikel aufweitet und sich auch noch in das umgebende Hirngewebe wühlt (Grad IV). Dies ist die schwerste Form einer Blutung beim Frühgeborenen.

Wodurch fallen Babys mit einer Hirnblutung auf? Sie zeigen oft ähnliche Symptome wie bei einer Infektion. Sie werden in ihren lebenswichtigen Funktionen schwankend und instabil. Sie neigen zur Untertemperatur (*Hypothermie*), zu Atempausen (*Apnoen*), zur Verlangsamung des Herzschlags (*Bradykardie*) und zu Schwankungen im Blutzuckerspiegel (*Hypoglykämie und Hyperglykämie*). Außerdem erscheinen sie manchmal schlaff oder aber unruhig und neigen zu Krampfanfällen. Bei schweren Blutungen sinkt der Blutdruck ab, das Baby kommt in den Schock und wirkt blutarm (anämisch).

Neben diesen Symptomen kann der Arzt Blutarmut (*Anämie*) feststellen und die Blutung durch eine Ultraschalluntersuchung des Gehirns beweisen.

Was kann man gegen eine Hirnblutung tun? Das beste ist auch hier die Vorsorge. Das heißt, das Frühgeborene so schonend wie möglich zu behandeln, wie ein rohes Ei, um Streß und jegliche Aufregung zu vermeiden. Dennoch müssen Blutentnahmen gemacht werden, Infusionen angelegt oder Schleim aus den Tuben abgesaugt werden – all dies führt bei dem Baby zu Stressreaktionen. Alle Maßnahmen, sowohl pflegerische als auch ärztliche, dürfen das Kind nicht zu sehr anstrengen oder zur Blutdruckerhöhung führen. Die Intensivpflege muß so sanft wie irgend möglich sein. Natürlich ist es aus diesem Grund sehr wichtig, kleinen Frühgeborenen einen weiten Transport in eine Kinderklinik unmittelbar nach der Geburt zu ersparen. Sehr kleine Frühgeborene sollten am besten nur dort entbunden werden, wo sie anschließend wenige Meter weiter auf einer Frühgeborenen- und Intensivstation behandelt werden können.

Ist es aber zu einer Blutung gekommen, kann der Arzt lediglich die Folgen behandeln, das heißt die Symptome, wie sie oben beschrieben wurden. Außerdem wird er versuchen, die Blutarmut durch eine Bluttransfusion zu beheben, und überprüfen, ob die Blutgerinnung funktioniert. Die Hirnblutung selbst läßt sich noch nicht behandeln, wohl aber kann man versuchen, sie zu verhindern!

Die Folgen einer Hirnblutung. Bei den beiden leichteren Formen der Blutung (Grad I und II) werden die Kinder meist wieder gesund; die Blutung heilt ohne Folgen aus. Wenn zusätzlich keine anderen schweren Erkrankungen oder Sauerstoffmangel vorlagen, entwickeln sich diese Babys in der Regel normal.

Bei den Hirnblutungen Grad III und IV kann das Baby sterben. Sie sind lebensbedrohlich; etwa die Hälfte der Frühchen stirbt daran. Überleben Babys mit solch einer Blutung, so besteht ein hohes Risiko, daß es zu Schwierigkeiten in ihrer Entwicklung kommt.

Nach Hirnblutungen Grad III und IV ist das Risiko für einen *Hydrozephalus* besonders groß. Darunter versteht man eine Vergrößerung des Kopfes durch zunehmende Ansammlung von Gehirnwasser (*Liquor*) im Schädelinnern. Deshalb spricht man auch von einem Wasserkopf. Durch die Blutgerinnsel einer Hirnblutung kommt es zum Verstopfen des Abflußrohres. Der ständig neu gebildete Liquor kann nicht mehr abfließen und sammelt beziehungsweise staut sich in den *Ventrikeln* an. Er dehnt dabei die noch nicht zusammengewachsenen Schädelknochen auseinander und vergrößert den Kopfumfang. Gleichzeitig kann das Gehirn durch die stark vermehrte Menge an Liquor zusammengepreßt werden. Dadurch können weitere Schäden auftreten, die zu Krampfanfällen und schweren Behinderungen führen.

Wie wird ein Hydrozephalus behandelt? Wenn das Kind noch sehr klein ist, kann man den Stau an Gehirnwasser durch regelmäßige *Lumbalpunktionen* ablaufen lassen. Ist das Kind schon etwas größer (so um 2000 Gramm), wird durch eine Operation ein dünner Kunststoffschlauch in den überfüllten *Ventrikel* geschoben und der *Liquor* abgeleitet. Diese «Leitung» verläuft unter der Haut am Hals und mündet in ein

Blutgefäß kurz vor dem Herzen oder in die Bauchhöhle. Man nennt dies eine *Ventrikeldränage*.

Wird eine Dränage rechtzeitig gelegt, also bevor durch den Druck des gestauten Gehirnwassers weitere Schäden aufgetreten sind, kann sich das Kind noch normal entwickeln. Durch regelmäßige Ultraschalluntersuchungen nach einer Hirnblutung kann man den richtigen Zeitpunkt für eine solche Operation feststellen.

Blutarmut – Anämie

Jedes Frühgeborene hat bei der Geburt etwa 90 bis 100 ml Blut pro Kilogramm Körpergewicht. Das heißt, ein Baby mit 1500 Gramm Geburtsgewicht hat etwa 150 ml Blut in seinem Körper. Hat es zuwenig, ist es anämisch beziehungsweise hat eine *Anämie*. Sie hat mehrere Ursachen.

Man kennt einen raschen Blutverlust, der meist mit den Zeichen eines Schocks einhergeht. Er kann für ein Baby lebensbedrohlich sein und durch eine Blutung während der Geburt auftreten. Zum Beispiel, wenn sich der Mutterkuchen (*Plazenta*) von der Gebärmutterwand löst, noch bevor das Baby entbunden ist, oder bei einer Hirnblutung, bei Blutungen aus der Lunge, den Nieren oder dem Darm.

Daneben gibt es einen langsamen, schleichenden Blutverlust, der zur Anämie führt. Das Baby verliert durch die regelmäßigen Blutuntersuchungen ständig kleine Mengen Blut, die es selbst noch nicht ersetzen kann. Sein Knochenmark, das blutbildende Organ, ist noch nicht reif genug dafür. Außerdem altern beim Frühgeborenen die bei der Geburt mitgebrachten roten Blutkörperchen schneller als bei großen Kindern. Die Neuproduktion aber kommt noch nicht nach.

Die blutarmen Frühgeborenen sehen blaß aus, sie wirken oft schlaff und machen manchmal Atempausen (*Apnoen*). Durch Bestimmung des roten Blutfarbstoffs (*Hämoglobin*) und des *Hämatokrits* läßt sich im Labor die Schwere der Anämie erkennen.

Wie wird die Anämie behandelt? Der rote Blutfarbstoff, das *Hämoglobin*, wird in Gramm-Prozent gemessen. Ein Frühgeborenes hat bei der Geburt normalerweise ein Hämoglobin (Hb) von 16 g/Prozent und mehr. Hat es weniger, braucht es eine Bluttransfusion. Besonders wenn das erniedrigte Hb auf einem Blutverlust beruht, muß es ausgeglichen werden. Auch Frühgeborene, die beatmet werden, benötigen dringend einen normalen Hämoglobinspiegel. Denn wie bereits bei der Beatmung beschrieben, ist das Hämoglobin für den Sauerstofftransport notwendig.

Je älter das Frühgeborene wird, desto niedriger darf sein Hb-Wert absinken, bevor der Arzt mit einer Bluttransfusion eingreift. Ein gesundes Frühgeborenes darf zum Beispiel noch ein Hb von 7 bis 8 g/Prozent haben. Würde der Arzt früher eine Bluttransfusion machen – zum Beispiel bei 10 g/Prozent –, würde er das blutbildende Knochenmark dadurch in seiner Aktivität hemmen. Der absinkende Hämoglobinspiegel ist ein Reiz für das Knochenmark des Babys, selbst aktiv zu werden. Zur Unterstützung dieser Aktivitäten bekommt ein Frühgeborenes in der Regel ab der vierten Lebenswoche zusätzlich Eisentropfen. Zu diesem Zeitpunkt gehen nämlich die von der Mutter mitgebrachten Eisenreserven des Babys zu Ende. Eisen aber ist zur Bildung von Hämoglobin dringend notwendig.

Sicherlich tauchen bei vielen Eltern Ängste auf, wenn sie hören, ihr Baby braucht eine *Bluttransfusion*. Die Furcht vor der Übertragung einer Hepatitis oder besonders von Aids läßt dann manche Mutter nicht ruhig schlafen. In den Transfusionsinstituten bzw. Blutbanken werden seit ca. 1984 alle Blutspender auf Aids untersucht, und keine Blutkonserve verläßt die Blutbank, bevor sie nicht sicher auf Aids getestet ist. Das Ansteckungsrisiko ist deshalb äußerst gering bei Transfusion von derart untersuchten Blutkonserven. Trotzdem kann es aber sein, daß Eltern sehr darüber beunruhigt sind. Für sie gibt es den Versuch, ihrem Frühgeborenen das eigene Blut zu spenden. Dies ist zwar ein großer organisatorischer Aufwand, und an vielen Stellen sind die Blutbanken und Kliniken nur schwer dazu zu bewegen – aber es geht. Vorausgesetzt, der Vater hat die gleiche Blutgruppe wie das Baby, dann kann er sich genauso wie ein Blutspender untersuchen lassen und muß sich dann bereit halten, alle paar Tage eine kleine Menge Blut für sein Kind zu spenden.

Die Frühgeborenengelbsucht

Man nennt sie auch *Hyperbilirubinämie.* Sie hat nichts mit der ansteckenden Gelbsucht bei großen Kindern und Erwachsenen zu tun, sie entsteht in den ersten Tagen nach der Geburt. In dieser Zeit zerfallen viele rote Blutkörperchen, die das Baby mitgebracht hat. Es braucht jetzt nicht mehr so viele zum Transport von Sauerstoff, denn es nimmt jetzt mehr Sauerstoff über die Lunge auf, als es im Mutterleib über den Mutterkuchen bekommen konnte. Im Mutterleib hatte es im Blut einen Sauerstoff von etwa 35 bis 39 mmHg, aber nach der Geburt bei normaler Atmung 60 bis 80 mmHg. Es braucht jetzt also weniger rote Blutkörperchen zum Transport von Sauerstoff. (Das mmHg ist die Maßbezeichnung für die Sauerstoffmenge im Blut.)

Beim Abbau dieser überflüssigen roten Blutkörperchen wird auch das *Hämoglobin* frei. Es wird normalerweise in der Leber umgebaut, und es entsteht das *Bilirubin.* Ein gelbbräunlicher Farbstoff, der mit der Galle über den Stuhl ausgeschieden wird. Beim Früh- und Neugeborenen funktioniert dieser Abbauweg noch nicht, die Leber ist noch zu unreif. Sie kann das Bilirubin noch nicht «entgiften», das heißt ausscheidungsfähig machen. Es sammelt sich deshalb im Körper an und wird in allen Organen abgelagert. Durch die Einlagerung in die Haut erscheint das Baby gelb (ikterisch).

Besonders viel Bilirubin entsteht bei *Blutgruppenunverträglichkeit* zwischen Mutter und Kind, zum Beispiel wenn die Mutter Rhesusfaktor negativ und das Baby Rhesusfaktor positiv hat. Oder wenn die Mutter die Blutgruppe 0 und das Baby die Blutgruppe A oder B hat. Frühgeborene mit Gelbsucht sind häufig schläfriger und trinkfauler. Ihre Haut und die Skleren, die Lederhaut der Augen, sind gelb.

Wie wird die Frühgeborenengelbsucht behandelt? Das *Bilirubin* wird im Labor bestimmt. Für jedes Lebensalter und Gewicht des Kindes gibt es Richtwerte, wie hoch es im Blut sein darf. Werden diese Werte überschritten, wird das Baby bestrahlt.

Durch Bestrahlung mit blauem Licht einer bestimmten Wellenlänge (460 Nanometer) wird das Bilirubin in der Haut verändert und kann dann mit dem Urin und Stuhl ausgeschieden werden. Zur Bestrahlung wird das Kind ganz nackt unter die Blaulampe gelegt. Nur seine Augen sind durch eine kleine dunkle Maske vor dem intensiven Licht geschützt. Meist bleibt es über Stunden unter dieser Bestrahlungslampe und wird nur zum Füttern und Versorgen kurz herausgenommen. Ist der Bilirubinwert besonders hoch, wird das Baby manchmal dauerbestrahlt und abwechselnd auf Rücken und Bauch gelegt. So kann besonders viel Bilirubin von dem blauen Licht erfaßt werden. Da auch die Bestrahlung auf das Baby Nebenwirkungen haben kann, wird sie wie ein Medikament dosiert und eingesetzt. Babys, die bestrahlt werden, verlieren mehr Wasser über die Haut (Verdunstung), ihr Stuhl wird weicher, was bis zum Durchfall gehen kann. Wichtig ist vor allem, daß die Netzhaut vor dem grellen blauen Licht geschützt wird.

Warum muß das Bilirubin überhaupt entfernt werden? Es wirkt in hohen Konzentrationen wie Gift auf die Zellen besonders gefährlich ist *Bilirubin* dann, wenn es in die Hirnzellen gelangt. Sie werden geschädigt, und es entsteht eine schwere Behinderung beim Kind. Diese Erkrankung nennt man Kernikterus. Bevor es Bestrahlungslampen gab, war dies eine häufige Komplikation bei Neugeborenen. Durch regelmäßige Bilirubinuntersuchungen im Blut und rechtzeitige Bestrahlung ist er heute fast «ausgerottet». Steigt das Bilirubin aber trotz Bestrahlung weiter oder liegt eine schwere *Blutgruppenunverträglichkeit* vor, so hilft oft nur noch die *Blutaustauschtransfusion.* Das Blut des Babys wird durch Blut von einem erwachsenen Spender ersetzt. Die Gefahr ist gebannt.

Kann die Frühgeborenengelbsucht auch andere Ursachen haben? Wird ein Baby plötzlich gelb, so kann das auch andere Ursachen haben. Eine *Hyperbilirubinämie* tritt zum Beispiel auf bei Frühgeborenen, die eine schwere Infektion (*Sepsis*) entwickeln. Da hierbei auch die Leber in ihrer Arbeit gestört wird und es zur Schädigung von Leberzellen kommt, steigt das *Bilirubin* an. Durch die Untersuchung im Labor kann man allerdings unterscheiden, ob das Bilirubin durch eine normale Frühgeborenengelbsucht (durch Leberunreife) entstanden oder ob es durch die Schädigung der Leberzellen erhöht ist. Je nach dem Ergebnis richtet sich dann die Behandlung. Bei Infektion wird der Arzt mit *Antibiotika* behandeln, und bei der Frühgeborenengelbsucht wird er bestrahlen.

Eine andere Art der Gelbsucht kommt bei Frühgeborenen vor, die lange über die Vene künstlich ernährt werden. Einzelne «Bausteine» dieser künstlichen Nährlösungen können zu einer Schädigung von Leberzellen und damit zur Gelbsucht führen. Über die genauen Entstehungsmechanismen wird noch geforscht. Hier hilft dann nur, das Baby, wenn irgend möglich, schnellstens zu einer normalen Ernährung mit Milch über den Darm zu bringen.

Krampfanfälle

Krampfanfälle im Neugeborenenalter sind relativ häufig, aber nur bei etwa einem Baby von 100 Frühgeborenen haben sie ihre Ursache in einer Störung im Gehirn. Das Bild dieser Krämpfe ist wegen der Unreife des Gehirns beim Frühgeborenen ganz anders als beim großen Kind oder Erwachsenen.

Krampfanfälle bei Frühgeborenen äußern sich oft durch Zuckungen der Augen und durch Flackern oder Blinzeln. Häufig gähnen diese Babys immer wieder, oder sie schmatzen und machen kauende Mundbewegungen. Es treten Atempausen (*Apnoen*) auf. Manchmal werden die Babys plötzlich ganz steif und anschließend wieder schlaff. Manchmal beginnen Teile des Körpers zu zucken, es kommt zu Zuckungen der Finger oder Zehen oder der Arme oder Beine. Sie können auf beiden Seiten gleichzeitig auftreten oder aber nur auf einer Körperseite. Es kann dabei zu klonischen Krämpfen kommen: das sind schnell aufeinanderfolgende kurzandauernde Zuckungen der Muskeln. Oder zu tonischen Krampfzuständen: das sind langanhaltende Verkrampfungen der Muskulatur.

Wie kommt es zu einem Krampfanfall? Krampfanfälle sind vergleichbar mit einem elektrischen Kurzschluß im Gehirn. Es kommt zu plötzlichen, salvenartigen, elektrischen Entladungen in einzelnen Gehirnzellen oder Bereichen des Gehirns. Diese Entladungen drücken sich dann in unwillkürlichen Bewegungen der Muskulatur oder nicht beherrschbaren Sinnesreaktionen aus.

Krampfanfälle vor dem dritten oder nach dem achten Lebenstag sind meist durch eine Schädigung des Gehirns ausgelöst: zum Beispiel Schädigungen durch Sauerstoffmangel, durch eine Blutung, eine Hirnhautentzündung oder auch durch Mißbildungen.

Krampfanfälle zwischen dem vierten und achten Lebenstag sind häufig durch Stoffwechselstörungen bedingt: zum Beispiel bei zuwenig *Kalzium (Hypokalzämie)*, zuwenig oder zuviel *Natrium* im Blut (Hyponatriämie oder Hypernatriämie). Krampfanfälle können auch bei Unterzuckerung des Blutes (*Hypoglykämie*), zuwenig *Magnesium* (Hypomagnesämie) und angeborenen Stoffwechselerkrankungen auftreten.

Eine andere Ursache für Krampfanfälle sind Entzugserscheinungen (*Entzugssyndrom*) des Babys. Hat eine Mutter zum Beispiel während der Schwangerschaft regelmäßig stark geraucht, Alkohol getrunken, Beruhigungs- oder Schlafmittel beziehungsweise Drogen zu sich genommen, war das Baby immer mit auf dem «Trip». Es hat an all den Lastern der Mutter teilgenommen und sich an den Stoff gewöhnt. Nach der Geburt sitzt es plötzlich auf dem trockenen, es ist vom Nachschub abgeschnitten und reagiert mit Entzugserscheinungen. Neben Erbrechen und Unruhe kann es dann zu Krampfanfällen kommen.

Wie findet der Arzt die Krampfursache? Schritt für Schritt versucht er eine Ursache nach der anderen auszuschließen. Er macht Blutuntersuchungen. Hierbei kann er schnell ausschließen, ob zuwenig Zucker, zuwenig *Kalzium* im Blut war oder ein anderes Salz fehlt. Außerdem kann er dabei meist auch noch eine Infektion erkennen. Durch eine Ultraschalluntersuchung des Gehirns kann er eine Blutung ausschließen. Durch eine *Lumbalpunktion* und Untersuchung des Gehirnwassers (*Liquors*) erkennt er, ob eine *Meningitis* die Ursache ist. Außerdem leitet er mit einem *Elektroenzephalogramm (EEG)* die Hirnströme ab und sieht, wie ausgeprägt die elektrischen Veränderungen im Gehirn sind und in welchen Teilen sie ablaufen.

Trotz all dieser Untersuchungen bleibt bei einem Teil der Frühgeborenenkrampfanfälle die Ursache ungeklärt. Oft muß man aus der Beschreibung der Vorgeschichte von Schwangerschaft und Geburt dann auf einen vorübergehenden Sauerstoffmangel schließen, ohne ihn direkt beweisen zu können, zum Beispiel, wenn in der Schwangerschaft Blutungen aufgetreten waren. Oft kann die Ursache im Gehirn auch erst nach Wochen dargestellt werden, dann, wenn etwa die geschädigten Stellen im *Ultraschall* sichtbar werden. Zugrunde gegangenes Hirngewebe wird durch Flüssigkeit ersetzt, und es entsteht «ein mit Hirnwasser (*Liquor*) gefülltes Loch» im Gehirn. Dies wird auch als *Porenzephalie* oder *Hydrozephalus externus* bezeichnet.

Was kann der Arzt gegen Krampfanfälle tun? Da durch jeden langandauernden Krampfanfall die Gefahr einer weiteren Schädigung für das Kind besteht, versucht der Arzt als erstes, den Krampfanfall «zu durchbrechen». Er spritzt dem Frühgeborenen krampflösende Mittel in die *Vene* und beobachtet, ob die Krämpfe aufhören. Dann nimmt er alle nötigen Untersuchungen der Reihe nach vor, um die mögliche Ursache herauszufinden. Diese behandelt er dann gezielt. Das heißt, bei zuwenig Kalzium oder zuwenig Zucker im Blut ersetzt er diese. Bei einer Infektion behandelt er mit *Antibiotika*.

Bei Krampfanfällen, die durch eine Schädigung nach Sauerstoffmangel entstehen, läßt sich diese nicht mehr heilen; hier kann man nur noch deren Symptome, die Krampfanfälle, behandeln. Diese Kinder müssen dann mitunter lange Zeit krampflösende und beruhigende Medikamente einnehmen, um nicht durch einen erneuten Krampfanfall noch mehr Schaden zu erleiden. Da diese Medikamente die Babys in ihrer Aktivität gleichzeitig etwas dämpfen, sind sie meist nicht so lebhaft wie andere und entwickeln sich auch langsamer.

Zum Glück sind die meisten Krampfanfälle bei Frühgeborenen nur vorübergehend und leichtere Störungen, wie zum Beispiel eine *Hypoglykämie* oder *Hypokalzämie*.

In diesem Kapitel wurde über viele Risiken und Erlebnisse berichtet, die Frühgeborene in den Wochen auf der Intensivstation haben. Vieles mag Sie beunruhigt haben, vielleicht manches auch beruhigt. Manche Erfahrungen dieser Art wird Ihr Kind zum Glück nie machen. Eines sollten Sie sich aber merken: Jedes Baby hat seine eigene Geschichte und seine eigenen Erlebnisse auf der Neugeborenenintensivstation. Keine Geschichte gleicht der anderen. Jedes Frühgeborene ist eine eigene kleine Persönlichkeit, die ihre eigenen Erfahrungen macht. Was für das eine zutrifft, muß nicht auch für das andere gelten.

Daneben gilt es zu beachten, daß jede Intensivstation ihr eigenes Regime hat und sicher manche der hier beschriebenen Maßnahmen und Behandlungen auf einer anderen Station auch anders gesehen oder durchgeführt werden können. Jede Abteilung arbeitet mit den Methoden, mit denen sie die beste und meiste Erfahrung hat – immer aber und zuallererst zum Wohle Ihres Kindes.

4. Kapitel

17. Dezember 19.50 Uhr
Zum erstenmal darf meine Frau ihr Baby sehen. Katharina liegt seit zehn Tagen im Brutkasten der Intensivstation für Neugeborene: Es ist ein etwa ein Meter mal 60 Zentimeter großer Glaskasten mit einer gleichbleibenden Innentemperatur von 32 Grad und vier Löchern zum Hineingreifen.

Unsere Tochter liegt in eine Windel gehüllt auf einer weißen Matte, immer noch an Elektroden und Schläuchen angeschlossen.

Aber jetzt wiegt sie schon stolze zweieinhalb Pfund. Ums rechte Handgelenk hat sie eine kleine Kette aus rosa und weißen Glasperlen. Auf jeder Perle steht ein Buchstabe – hintereinander gelesen ergeben die Buchstaben den Namen «Uthicke», unseren Namen.

Ich werde nie das Gesicht meiner Frau vergessen, als sie unsere Tochter sieht. Verblüffung mischt sich mit Mitleid, aufwallende Zärtlichkeit mit Angst und großer Liebe. Ungeschickt öffnet sie eine Plastikscheibe an einem der vier Löcher. Vorsichtig schiebt sie die Hand hindurch, berührt ihr Kind mit dem Zeigefinger, streichelt über die kleine Brust und die winzigen Wangen. «Sie können es ruhig fester anfassen», sagt eine junge Schwester, «Ihr Kind ist nicht so zerbrechlich wie Sie glauben. Es braucht den Körperkontakt.»

Von da an ist meine Frau täglich bei ihrem Baby in der Klinik.

19. Dezember 19.00 Uhr
Heute haben wir Katharina einen roten Marienkäfer aus Stoff mit eingebauter Spieluhr mitgebracht. Zieht man an dem weißen Band am Kopf, erklingt: «Guten Abend, gute Nacht.» Unser Geschenk hängt am Kopfende des Brutkastens. Der Marienkäfer ist sehr wichtig. Frühgeborene müssen nämlich nicht nur Körperkontakt mit der Mutter haben, sondern – wie im Mutterleib – auch ihre Stimme hören.

Auf manchen Stationen spielt man den Babys die Stimme und Herztöne der Mutter mit einem Tonband in den Brutkasten. In der Klinik meiner Tochter haben die Ärzte ein anderes «Kontakt»-System entwickelt. Spieluhren, die am Brutka-

sten hängen. Wenn Eltern dann ihr Kind besuchen, ziehen sie die Spieluhr auf. Die Babys merken sich die Melodie und wissen, jetzt ist die Mutti da!

24. Dezember, Heiligabend
Die Stimmung auf der Intensivstation ist weihnachtlich: Teller mit Nüssen, Äpfeln, Lebkuchen stehen zwischen Monitoren und Protokollen.

Wir stehen stumm vor dem Glaskasten und starren auf unser Kind. Es liegt auf dem Rücken. «Damit formen wir den Kopf», sagt eine Schwester. «Sie hat einen hübschen Kopf», sagt meine Frau, «nicht mehr so langgezogen.»

Plötzlich stört ein langer Piepton die weihnachtliche Stille. Aufgeregt rennen die Schwestern zu zwei Brutkästen, in denen Zwillinge liegen, zwei Jungen. Einer der beiden zuckt seltsam am ganzen Körper: Krämpfe.

Der Arzt gibt ihm sofort eine Spritze. Aber es ist zu spät. Die grünen, hektisch ausschlagenden Herzlinien auf dem Monitor ziehen sich plötzlich zu einem geraden Strich zusammen. Das Baby ist tot. Eine Schwester weint.

«Aber das Kind war doch schon größer als unseres», sagt meine Frau erschrokken. Niemand antwortet.

1. Januar 1983 11.00 Uhr
Katharinchen hat immer noch den Schlauch in der Nase. Wir haben ihr Gesichtchen noch nie «richtig» gesehen. Die Pflaster, die den Schlauch für die künstliche Ernährung halten, entstellen das ohnehin unentwickelte Gesicht noch mehr.

Jedes Frühgeborene hat bei den Schwestern einen Spitznamen: «Herr Schmidt» zum Beispiel oder «Frau Müller». Unser Baby nennen sie «Frosch Kermit». Katharina ist die Kleinste, hat vorquellende Augen und Hamsterbäckchen. Typische Zeichen für Frühgeborene.

5. Januar 1983
Unsere Tochter im Brutkasten, sonst nackt, hat zum erstenmal ein Paar Wollsöckchen an. «Hat sie kalte Füße?» frage ich. «Nein», sagt die Schwester. «Aber so kann sie sich nicht von der Mitte an die Glasscheibe strampeln. Mit Wollsocken findet sie nämlich auf dem glatten Laken keinen Halt.»

Wiedersehen mit der Mutter

Katharinas Mutter ist zum erstenmal bei ihrem Kind. Die langen Tage der Ungewißheit und der Ängste sind vorbei. Petra kann ihr Baby endlich sehen: es ist zwar winzig, aber es lebt.

Was geht in diesem Augenblick in einer Mutter vor, wenn sie am Brutkasten steht und versucht, ihr Baby zu erkennen. Als es noch in ihrem Leib war, lebten sie in einer harmonischen Einheit zusammen. Das Baby hörte ihren Herzschlag und spürte ihre Bewegungen, wenn sie atmete, arbeitete oder lief, es roch und schmeckte ihr Fruchtwasser. Und die Mutter spürte, wenn das Kind in ihrem Bauch strampelte – ihr ab und zu kleine Tritte versetzte. Doch dann diese plötzliche Trennung durch die vorzeitige Geburt und die Verlegung des Babys auf eine Neugeborenenintensivstation. Annas Mutter berichtete uns von ihren Gefühlen und was sie bewegte: «Ich glaubte die ersten Tage, daß mein Baby gar nicht mehr lebte. Ich dachte, die wollen mich nur schonen und verheimlichen mir die Wahrheit.» Anna war gerade 1450 Gramm schwer und neun Wochen zu früh gekommen. Ihre Mutter konnte sie erst nach einer Woche besuchen.

Benjamins Mutter beschreibt ihr erstes Wiedersehen mit ihrem kleinen Baby noch drastischer: «Mein Mann schiebt mich vorsichtig im Rollstuhl über den Flur der Station. Ich sehe Mütter mit Neugeborenen und schwangere Frauen. Mein Blick ist starr auf die runden Bäuche gerichtet. Ich beneide diese Frauen sehr, entweder haben sie ihr Kind noch oder im anderen Fall können sie bereits mit ihrem Kind zusammensein, es wickeln, streicheln und sogar für Nahrung sorgen.» Und dann auf der Station: «Ich sitze wie versteinert vor dem Inkubator. Ein mir völlig fremdes Kind liegt dort. Es ist doch mein Kind, warum empfinde ich nichts? Meine Betroffenheit wird immer größer. Warum sind die Gefühle für dieses Wesen während der gesamten Schwangerschaft immer mehr gewachsen, und jetzt ist nichts mehr von diesem herrlichen Gefühl vorhanden. Als wir noch zusammen waren, habe ich für das kleine Menschenkind außerordentlich viel Zärtlichkeit und Liebe empfunden. Was ist innerhalb der letzten zwei Tage mit mir geschehen?»

Ähnlich geht es vielen Müttern, denen ihre zu früh geborenen Kinder sofort nach der Geburt zur Behandlung und Rettung weggenommen werden müssen. Bis zum Wiedersehen mit dem Baby vergehen oft viele Tage. Annas Mutter mußte sieben Tage warten, bis sie ihre kleine Tochter im Brutkasten sehen konnte. Sie war alleinstehend und hatte niemanden, der sich um sie kümmerte. Auskünfte über Anna erhielt sie nur telefonisch von den Ärzten und Schwestern der Frühgeborenenstation. Sie war allein in ihrer großen Sorge um ihr Kind. Sie sehnte sich danach, es zu sehen, es anzufassen und zu streicheln. Sicherlich vermißte auch die kleine Anna ihre Mutter – die vertrauten Geräusche und Wahrnehmungen aus ihren Bauch.

Erkennt ein Baby seine Mutter?

Trotz vieler Bemühungen ist auch heute noch nicht sicher erwiesen und untersucht, was ein Kind vor der Geburt alles wahrnehmen kann. Auch wie es die Geburt und die ersten Minuten danach aufnimmt, ist noch nicht voll geklärt. Über einzelne Bereiche liegen jedoch Beobachtungen vor. So kann ein Baby seine Mutter riechen. Sehr wahrscheinlich nimmt es bei der Geburt den Geruch der Haut wahr. Man glaubt, daß es seine Mutter ab dem dritten Lebenstag an ihm erkennt. Untersuchungen bei sehr kleinen Säuglingen bestätigen diese Vermutung. Ließ man unruhige Babys zum Einschlafen in ein Tuch kuscheln, das ihre Mutter mehrere Tage auf der Haut getragen hatte, wurden sie zusehends ruhig und schliefen sanft ein. Umgekehrt kann auch eine Mutter ihr Kind am Geruch erkennen; zuerst etwas unsicher, aber ab dem sechsten Lebenstag ganz bestimmt. Selbstverständlich werden diese ursprünglichen Fähigkeiten durch zivilisationsbedingte, oft überzogene Hygienemaßnahmen und künstliche Duftstoffe beeinträchtigt.

Frühgeborene können auch sehen. Sie nehmen die optischen Reize aber langsamer auf als Neunmonatskinder, auch wenn sie dann im Brutkasten ihren Geburtstermin erreicht haben. Sie fixieren Gegenstände länger und benötigen mehr Zeit, um auf Unterschiede zu reagieren. Selbstverständlich nehmen sie auch die Geräusche um sich wahr.

Sicher ist es sehr schwierig, heute jedenfalls noch unmöglich, die Frage zu beantworten, ob das Frühgeborene seine Mutter bei ihrem ersten Besuch nach Tagen erkennen kann. Oftmals haben sie sich bei der Entbindung nur ganz kurz, manchmal überhaupt nicht zu Gesicht bekommen. Die meisten Mütter stehen traurig und entsetzt vor dem Brutkasten. So klein haben sie sich ihr Kind nicht vorgestellt. Wie dünn es ist und wie zerbrechlich! Da liegt es auf seinem weichen Fell oder Wasserkissen und verschläft tatsächlich ihren Besuch. Inas Mutter war dabei ganz verzweifelt: «Sie will mich nicht sehen, sie ist sauer auf mich.

Ich habe irgend etwas falsch gemacht.» Sie war vom ersten Wiedersehen ziemlich frustriert. Selbst das Streicheln der kleinen dünnen Beinchen fiel ihr vor lauter Enttäuschung schwer. Wir mußten ihr lange zureden, ihr sagen, daß Ina auf sie warte und sie spüren möchte. Und daß es ganz normal sei, wenn sie schläft. Frühgeborene verschlafen eben oft die schönsten Augenblicke, da sie noch sehr viel Schlaf brauchen.

«Liebe auf den zweiten Blick»

Die erste Begegnung, die eine Mutter bei der Geburt und den Stunden danach mit ihrem Kind hat, scheint eine der wichtigsten Phasen in der beginnenden Beziehung zwischen Mutter und Kind zu sein. Durch die Studien von Dr. Klaus und Dr. Kennel wurde diese Zeit des Kennenlernens intensiv beobachtet und beschrieben. Sie prägten den Begriff des *Bonding*. Nach den Anstrengungen der Geburt beginnt die Mutter mit ihren Augen, den Blick ihres Kindes zu suchen. Sie streichelt und fühlt es. Dieser erste Blickkontakt gilt als einer der wichtigsten Auslöser für mütterliches Verhalten, die Mutterliebe. Trotz aller Vorbehalte bei späteren Nachuntersuchungen wird berichtet, daß Mütter, die dieses erste Kennenlernen ungestört mit ihrem Kind verbringen konnten, später eine intensivere und liebevollere Beziehung zu ihm haben. Andere Untersuchungen zeigten, daß Mütter, die von Anfang an einen engen Kontakt zu ihrem Neugeborenen hatten, später, während des Fütterns viel mehr Blickkontakte zu ihrem Kind aufgenommen haben.

Demnach müßten alle Mütter von Frühgeborenen von Geburt an Schwierigkeiten mit ihrem Baby haben und um seine Liebe kämpfen. Es könnte höchstens eine Liebe «auf den zweiten Blick» werden. Sicher ist das Entstehen einer intensiven Beziehung für die Mutter eines Frühgeborenen durch viele äußere Einflüsse erschwert und behindert. Vor allem auch, wenn das Baby sehr klein war und vielleicht durch Kaiserschnitt entbunden wurde. Vielleicht war auch die Mutter in Vollnarkose, als das Baby verlegt werden mußte.

Werden wir Neonatologen zur Geburt eines Frühgeborenen in eine andere Entbindungsklinik gerufen, so versuchen wir im allgemeinen, der Mutter wenigstens ein paar «Augenblicke» zum Kennenlernen zu geben. Wenn das Kleine stabil ist, versorgt mit Beatmung und mit Infusion und ohne Probleme, dann stellen wir den Transport-Inkubator direkt neben das Bett der Mutter, öffnen die Klappen und lassen sie eine Weile ihr kleines Baby streicheln und mit ihm «reden». Ist das Frühgeborene schwer krank oder braucht es viel Sauerstoff bei der Beatmung, oder wird es nicht rosig und ist am Rande des Sauerstoffmangels, so können wir dieses Kennenlernen natürlich nicht ermöglichen. Meistens versuchen wir dann noch, für die Mutter ein Schnellfoto von ihm zu machen. Eigentlich sollte in jedem Kreißsaal so eine Kamera liegen, um von jedem Baby, das sofort verlegt werden muß, ein Bild für die Mutter knipsen zu können.

Kommt dann nach einigen Stunden der Vater zum ersten Besuch auf die Neugeborenenintensivstation, so bringt er noch mal ein Bild des Winzlings für seine Frau mit zurück, damit sie auch sehen kann, daß ihr Baby heil angekommen ist.

Möglichst schnell die ersten Tage der Trennung vergessen

Kommen Sie als Mutter eines Frühgeborenen nach einigen Tagen der Trennung endlich das erste Mal zu ihrem Kind, so sind Sie wahrscheinlich genauso erschlagen von all der Technik und Automatik wie der Vater am ersten Tag. Vielleicht haben Sie auch noch das Bild vor Augen, als man Sie von Ihrem Baby trennte und es in den Inkubator gelegt wurde. Versuchen Sie, dies alles zu vergessen und all das nachzuholen, was Sie Ihrem Kind bisher nur in Gedanken geben konnten. Fangen Sie an, es zärtlich zu streicheln – seine kleinen Füße, die dünnen Beinchen, seinen noch dünnen Bauch, seine winzigen Arme und die Hände mit den klitzekleinen Fingerchen, sein zerknittertes kleines Frühchengesicht. Vielleicht verzieht es die Miene oder blinzelt mit den Augen. Vielleicht räkelt sich das kleine Mädchen oder der kleine Junge auch nach einer Weile und streckt sich wohlig. Vielleicht umklammert auch die kleine Hand Ihren großen Zeigefinger, so als ob sie die Mutter nicht mehr loslassen wollte. Vielleicht pinkelt der kleine Junge, wenn er gerade keine Windel um hat, ja auch vor Freude ganz entspannt an die Decke des Inkubators.

Versuchen Sie, Ihr Baby nicht nur zu streicheln. Sprechen Sie mit ihm durch die «Türen» des Brutkastens. Rufen Sie das kleine Mädchen oder den winzigen Jungen zärtlich bei seinem Namen. Nennen Sie immer wieder seinen Namen und sprechen Sie mit Ihrem Kind, während

Sie es streicheln. So können Sie das Kennenlernen, das Sie beide nach der Entbindung versäumen mußten, am besten nachholen.

In mancher Frühgeborenenstation gibt es Kassettenrecorder mit kleinen Boxen. Hier können die Eltern selbst besungene oder besprochene Kassetten für ihre kleinen Frühchen mitbringen, und das Kind hört die Stimmen der Eltern und zukünftigen Geschwister. Oftmals kann man richtig beobachten, wie die kleinen Jungs und Mädchen ruhiger werden, wenn sie die Stimmen ihrer Eltern nicht nur bei den doch viel zu kurzen Besuchen hören können.

Verschiedene Untersuchungen haben nachgewiesen, daß Frühgeborene, denen die Mutter oder der Vater sich regelmäßig, jeden Tag, über 20 Minuten mit Streicheln zuwendete, besser zunehmen, besser gedeihen, weniger Atempausen und Probleme haben.

Fragen Sie die Schwester möglichst bald, ob Sie Ihr Baby schon selbst versorgen dürfen. Wenn Frühgeborene nicht mehr direkt gefährdet sind, können Sie dem Baby die Temperatur messen, die Windel wechseln, seinen Körper einölen und den Po liebevoll eincremen. Zuerst wird es Ihnen wahrscheinlich noch eine erfahrene Schwester zeigen müssen. Beim nächstenmal wird sie vielleicht nur noch daneben stehen, um Ihnen zu helfen. Und bald danach können Sie es auch schon allein.

Ist Ihr Kind sehr klein, so wird es ziemlich lange im Inkubator liegen müssen. Meistens bleiben Frühgeborene so lange im Brutkasten, bis sie 1900 oder 2000 Gramm erreicht haben. Ist es soweit, daß Ihr Baby schon trinken kann, so wird Ihnen die Schwester zeigen, wie Sie es mit der Hand unter Schulter und Rücken etwas hochnehmen und ihm sanft die Flasche in den Mund schieben können. Oder sie gibt Ihnen das warm verpackte Frühchen auf den Arm und legt es an die Brust zum Nuckeln und Trinken.

Auch Frühgeborene brauchen Muttermilch

Muttermilch ist nicht nur für Neunmonatskinder die beste Ernährung, sondern auch für Frühgeborene. Sie schützt vor Infektionen und ist eine ausgezeichnete Hilfe bei deren Behandlung. Eine Zeitlang wurde von Kinderärzten bezweifelt, ob die Milch einer Mutter, deren Schwangerschaft vorzeitig beendet worden war, in ihrer Zusammensetzung überhaupt ausreichend sei für die Ernährung ihres Kindes. Inzwischen aber wird fast überall Muttermilch bevorzugt.

Sicher gilt es dabei oft, Schwierigkeiten zu überwinden, damit das Frühgeborene an die Milch seiner Mutter gelangt. Liegt diese noch in einer anderen Klinik, muß die abgepumpte Milch in sterile Plastikflaschen gefüllt werden. Sie werden gut gekühlt und meistens innerhalb von zwölf Stunden zur Frühgeborenenstation gebracht. Hier wird dann vor dem Füttern getestet, ob *Bakterien* in der Milch sind. Sie darf nämlich erst gefüttert werden, wenn sicher ist, daß sie nicht durch Keime von der Haut der Mutter oder von der Pumpe «verunreinigt» ist. Sind zu viele Keime in der Milch, ist sie nicht zu gebrauchen. Dann sprechen die Frühgeborenenschwestern meistens mit der Mutter und versuchen, mögliche Fehler im Abpumpen zu verbessern. In manchen Kliniken wird die Muttermilch auch eingefroren und gelagert, bis man das Kind mit genügend großen Mengen füttern kann. Fast jede Abteilung hat hier ihre eigenen Vorschriften. Sprechen Sie deshalb möglichst früh mit Ihren Ärzten und den Frühgeborenenschwestern über das Füttern Ihres Babys mit Muttermilch. Übrigens übernehmen Krankenkasse oder das Krankenhaus Kosten für den Transport der Muttermilch von einer Klinik in die andere oder von zu Hause zum Baby. Ist es dann etwas größer und kann schon saugen und schlucken, ohne daß Probleme auftreten und Milch in die Lunge gelangt, so ist es Zeit, es an die Brust zu legen. Häufig geschieht dies bei Kindern, die etwa 33 bis 34 Wochen alt oder etwa 1800 Gramm schwer sind. Manche Babys schaffen es auch schon etwas früher.

Wichtig ist für jede Mutter, sich nicht von Argumenten gegen ihren Stillwunsch beeindrucken zu lassen. Da heißt es oft: Der Weg ist so weit, die Zeit bis zur Entlassung zu lang oder das Baby zu klein. Lassen Sie sich nicht davon abbringen; das Beste, was Sie zur Genesung Ihres Frühchens beisteuern können, ist Ihre Muttermilch.

Bei der Ernährung eines Frühgeborenen gibt es natürlich auch noch die andere Möglichkeit: Das Kind kann mit einer industriell hergestellten, in vielen Einzelkomponenten der Muttermilch angeglichenen Kuhmilch ernährt werden. Es wird dadurch keinen Schaden erleiden, es wird gedeihen und, wenn sonst alles gutgeht, gesund die Frühgeborenenstation verlassen. Viele Frühgeborene, wohl die überwiegende Zahl, werden im Augenblick noch mit dieser künstlichen Milch ernährt.

Kann eine Mutter ihr Frühgeborenes stillen, so sollte sie dies auch tun; es ist nicht nur wegen des direkten Hautkontakts von Vorteil. Die Muttermilch hat in ihrer Zusammensetzung viele Vorzüge, die man künstlich wahrscheinlich nie erreichen wird und die besonders für Frühchen und ihre Entwicklung so wichtig sind.

Die Vorzüge der Muttermilch

Im Kaloriengehalt sind sich Muttermilch (67 kcal) und Kuhmilch (66 kcal) ziemlich ähnlich. Das Kolostrum, die Vormilch, hat sogar nur 54 kcal und die Übergangsmilch 62 kcal.

Die Eiweißstoffe. Muttermilch enthält weniger Eiweißstoffe als Kuhmilch. Ihre Eiweißzusammensetzung ist allerdings anders als die der Kuhmilch. Bei ihr besteht das Eiweiß zu 80 Prozent aus Kasein und zu 20 Prozent aus Beta-Laktoglobulin. Die Muttermilch hingegen enthält nur 35 Prozent Kasein und 65 Prozent Alpha-Laktalbumin sowie *Laktoferrin* und Serumalbumin.

Die Folgen der unterschiedlichen Eiweißzusammensetzung. Durch den hohen Anteil an Kasein gerinnt Kuhmilch im Magen grobflockiger. Dadurch wird sie langsamer in den Dünndarm weitertransportiert. Die Muttermilch ist dagegen leichter verdaulich. Ihr Laktoferrin hat eine wachstumshemmende Wirkung auf krankmachende Koli-*Bakterien.* Kuhmilch hat nur sehr wenig Laktoferrin. Es ist ein eisenbindendes Eiweiß, das dafür sorgt, daß das *Eisen* in der Muttermilch leichter im Darm aufgenommen, besser resorbierbar wird.

Dadurch nimmt das mit Muttermilch ernährte Kind mehr Eisen in seinen Körper auf als das mit Kuhmilch gefütterte. Die Folge davon: Das Baby mit Muttermilch wird nicht so schnell blutarm. Die Eisenmangelanämie tritt erst später auf. Weitere Eiweißstoffe in der Muttermilch sind die *Immunglobuline* und das Lysozym. All diese Stoffe wehren Infektionen ab.

Muttermilch schützt vor Allergien. In der Muttermilch befindet sich noch ein besonderes *Immunglobulin,* das sekretorische IgA. Immunglobuline sind, einfach ausgedrückt, Antikörper: Eiweißstoffe, die bei der Abwehr von Infektionen entstehen. Es gibt die Immunglobuline IgA und IgE sowie IgG und IgM. Das IgA wird auch sekretorisches

IgA genannt. Es ist besonders viel davon in der Muttermilch und vor allem im Kolostrum enthalten und kommt erst zur Wirkung, wenn es mit der Milch aus dem Magen in den Darm gelangt. Dort verschließt – versiegelt – es die Darmschleimhaut vor allergieauslösenden Eiweißstoffen, zum Beispiel aus der Kuhmilch.

Allergien spielen heute durch die zunehmende Verschmutzung unserer Umwelt und die Belastung der Nahrung mit schädlichen Zusätzen eine wachsende Rolle. Eine Allergieform ist dabei die Kuhmilchallergie oder Kuhmilchunverträglichkeit. Sie wird ausgelöst durch den Eiweißstoff Beta-Laktoglobulin und mehrere andere Stoffe in der Kuhmilch. Etwa die Hälfte dieser Unverträglichkeiten beginnt bereits im ersten Lebensmonat. Durch sofortiges Füttern von Muttermilch und ausschließliches Stillen über sechs Monate kann diese Allergie weitgehend verhindert werden. Ist dies allerdings nicht möglich, so sollte die Mutter trotz des Risikos für eine Kuhmilchunverträglichkeit ihr Kind mit einer normalen Fertigmilch ernähren. In manchen Fällen kann sie auch auf eine Ernährung umstellen, die frei ist von Kuhmilcheiweiß.

Heute ist allerdings wissenschaftlich noch nicht geklärt, wieweit diese Verhinderung von Allergien bei den sehr kleinen Frühgeborenen unter 1500 g schon eine Rolle spielt. Die Fähigkeit, mit einer Allergie zu reagieren, erlernt der Körper nämlich erst mit zunehmender Reife kurz vor dem normalen Geburtstermin.

Weitere wichtige Stoffe. In der Muttermilch sind noch viele andere wichtige Stoffe vorhanden, die wir Menschen bis jetzt noch schlecht nachbauen können. So enthält Muttermilch zum Beispiel 150 verschiedene Fettsäuren, deren Bedeutung und Wirkung teilweise noch unbekannt sind. Eine der wichtigsten ist die Linolsäure. Fette sind der gehaltvollste Energielieferant für den Körper. Sie spielen eine große Rolle bei der Reifung des Gehirns. Die Fette der Muttermilch werden fast vollständig (zu etwa 80 Prozent) aus dem Darm aufgenommen. Von den Fetten der Kuhmilch werden nur etwa die Hälfte resorbiert. Der Rest, circa 50 Prozent, geht verloren. Bei den Zuckerstoffen, den Kohlehydraten, ist die Zusammensetzung der Kuhmilch und der Muttermilch ziemlich ähnlich. Der Hauptbestandteil ist die Laktose, der Milchzucker. Die Muttermilchlaktose ist etwas anders beschaffen als die Kuhmilchlaktose. Deshalb gelangt beim Stillen ein Teil der Muttermilchlaktose noch bis in den Dickdarm des Babys. Dies ist bei der Kuhmilch nicht der Fall. Die Folge davon ist eine unterschiedliche Zusammensetzung des Stuhls. Muttermilchbabys haben einen etwas säuerlichen Stuhl; bei Flaschenkindern ist er mehr alkalisch. Der säuerliche Stuhl der Brustkinder ist ein weiterer Schutz gegen Infektionen im Darm.

Muttermilch enthält weniger Salze und Mineralien als Kuhmilch. Trotzdem gelangen beim Stillen meist mehr dieser Stoffe – zum Beispiel Kupfer, Eisen und Zink – in das Blut des Babys, da sie besser aus der Muttermilch aufgenommen werden können. Durch die besondere Beschaffenheit der Muttermilch und ihrer Salze besteht beim gestillten Säugling keine so große Gefahr der inneren Austrocknung (Exsikkose) wie beim Flaschenkind.

Muttermilch enthält außerdem mehr Vitamine, besonders Vitamin C und D. Um jedoch einen Mangel an Vitamin D vollkommen zu verhindern, bekommt auch das gestillte Baby im ersten Lebensjahr Vitamin D in Tropfenform oder zerdrückt als Tablette. Neben all den gelösten oder flüssigen Stoffen in der Muttermilch findet man noch sehr viele Zellen. Insbesondere weiße Blutkörperchen und ihre «Verwandten». In einem Kubikmillimeter können bis zu zwei Millionen solcher Zellen vorkommen. Sie alle helfen, das Wachstum von Bakterien zu verhindern und Fremdstoffe zu vernichten und zu verschlingen, und bilden so einen wichtigen Infektionsschutz.

Hilfe durch Selbsthilfe

Da Mütter von Frühgeborenen häufig von der plötzlichen Beendigung der Schwangerschaft und der Geburt des kleinen Frühchens überrascht werden, sind sie meistens noch nicht auf das Stillen vorbereitet. Sehr gut ist es deshalb, wenn sich Mütter, die ähnliches erlebt haben, zusammenfinden und einander in Selbsthilfegruppen unterstützen. Ein wichtiger Weg dazu sind die Stillgruppen, wie zum Beispiel die Frauen der La-Leche-Liga oder freien Stillgruppen.

Wollen Sie Ihr kleines Frühgeborenes mit Ihrer Milch ernähren, so fragen Sie in Ihrem Krankenhaus nach einer solchen Stillgruppe. Suchen Sie in Ihrem Wohnbezirk oder Ihrer Heimatstadt nach Frauen, die sich in Stillgruppen engagieren. Viele dieser Frauen betreuen werdende Mütter bereits vor der Entbindung und stehen für Fragen zur Verfügung. Lassen Sie sich von ihnen helfen, bevor Sie frustriert von all den Schwierigkeiten beim Stillen eines Frühgeborenen zur Flaschennahrung greifen. Neben vielen nützlichen praktischen Tips werden sie Ihnen sicher helfen, damit Sie auch beim Abpumpen zum Milchflußreflex kommen können.

Der Milchflußreflex oder auch «Let-down-Reflex» bewirkt das Fließen der Muttermilch. Die in den Milchbläschen gebildete Milch fließt unter seiner Wirkung sofort über die Milchgänge in die Milchseen. Er ist ein sehr sensibles «Instrument», um die Muttermilch zum Fließen zu bringen. Von vielen Frauen wird er als Prickeln in der Brust empfunden.

Streß, Angst, Aufregung und viele die «Frühgeborenen-Mutter» bedrängende Probleme können den Let-down-Reflex stören und damit die Bildung von Muttermilch behindern. Auf der anderen Seite wird er durch Wohlempfinden, Streicheln und Ansehen des Babys sowie durch seine Stimme angeregt und bringt die Milch zum Fließen. Auch das zärtliche Streicheln des Partners und das innige Harmonieren mit ihm können den Milchflußreflex anregen.

Wie aber soll sich die Mutter eines kleinen Frühgeborenen entspannen und wohl fühlen? Weitab von ihrem Kind – ohne sein Gesicht zu sehen, ohne seine Stimme zu hören. Wie kann sie in ihrer Angst um das schwerkranke Neugeborene zu einem Milchflußreflex kommen? Wie soll sie in der hektischen und unnatürlichen Situation einer Intensivstation abpumpem und zum Let-down-Reflex gelangen?

Sicher sind dies alles erschwerende Hindernisse, ein Frühgeborenes mit Muttermilch zu ernähren oder zu stillen. Oft kommt dann noch hinzu, daß viele von uns Ärzten und auch viele Frühgeborenenschwestern vom Stillen wenig Ahnung haben. Sie sind für die Beratung und Betreuung einer stillenden Mutter nicht ausgebildet und haben zuwenig Zeit. Nur selten haben sie eigene Erfahrung.

Wir empfehlen Ihnen, sich dabei einen ruhigen, gemütlichen Platz zu suchen, vielleicht einen Schaukelstuhl oder einen bequemen Sessel. Sich zu entspannen, zärtlich an Ihr Kind oder andere liebe Menschen zu denken. Ein Bild Ihres Babys zu betrachten, sich vorzustellen, ganz nah bei ihm zu sein, seiner Stimme auf Kassette zu lauschen – sicher manchmal schwierig bei sehr kleinen Frühgeborenen. Diese wohlige Stimmung hilft Ihnen vielleicht, das mechanische Pumpen zu vergessen, und läßt den Milchflußreflex kommen. Manchmal kann auch die zärtliche Massage Ihres Partners dazu verhelfen.

Sicher gibt es noch viele Ratschläge und Hilfen, die hier nicht erwähnt wurden. Wenden Sie sich, wann immer Sie Hilfe brauchen, an Frauen, die ähnliche Erfahrungen gemacht haben und diese in Stillgruppen hilfreich und solidarisch weitergeben. Vielleicht können auch Sie später Ihre Erfahrungen auf diese Weise anderen Frauen vermitteln.

Das Abpumpen

Hierfür gibt es zahlreiche Empfehlungen. Sicherlich hat auch die Frühgeborenenstation Ihres Kindes eine eigene Vorschrift. Wir empfehlen der Mutter in der Regel, sich eine elektrische Milchpumpe in einem medizinischen Fachgeschäft zu leihen. Ein Beispiel für eine solche Pumpe ist die Egnell-Pumpe oder die Medela-Pumpe. Diese Pumpen simulieren das Saugen des Babys, indem der Saugvorgang rhythmisch immer wieder kurz unterbrochen wird. Außerdem sind sie leise und sehr leicht zu handhaben. Gewarnt werden sollte vor Milchpumpen deren Sog mit dem Finger eingestellt werden muß – sie verursachen oft Schmerzen in der Brust.

Wollen Sie die Milch für Ihr kleines Frühgeborenes abpumpen, müssen Sie streng darauf achten, daß keine *Bakterien* in die Muttermilch gelangen. Da alle Menschen auf ihrer Haut und besonders an den Händen Millionen von Keimen haben, ist hier peinliche Sauberkeit und Hygiene erforderlich. Dies soll allerdings nicht zum zwanghaften Hindernislauf werden, bei dem Sie am Ende frustriert aufgeben. Vielmehr sollen Sie das Erfolgserlebnis haben, daß Sie für Ihr Baby etwas ganz Großartiges tun und sich der Aufwand lohnt.

Einige Vorschläge für Mütter, die abpumpen. Pflegen Sie Ihren Körper wie gewohnt. Duschen Sie möglichst einmal am Tag. Binden Sie vor dem Abpumpen Ihre Haare zurück. Versuchen Sie es mit einem Kopftuch, wenn die Haarpracht gar zu üppig ist. Reinigen Sie Ihre Hände sehr sorgfältig – Waschen mit Seife genügt. Reinigen Sie Ihre Brust mit einem sterilen, ausgekochten weichen Lappen und sauberem, eventuell abgekochtem Leitungswasser. Benutzen Sie keinen Alkohol oder alkoholartige Lösungen für die Brust. Dadurch wird die Haut an der Brustwarze rissig und spröde. Manche Mütter betupfen ihre Brust mit pflanzlichen Ölen, um so die Haut geschmeidig zu machen. Tunken Sie keine gebrauchten Lappen oder Tupfer in dieses Öl. Es würde dadurch verunreinigt und zu einem Nährboden für massenhaft viele Keime, die über Ihre Brustwarze in die abgepumpte Milch gelangen können.

Wohin mit der abgepumpten Milch? Die im Pumpgefäß aufgefangene Muttermilch wird vorsichtig in eine sterile Plastikflasche geschüttet. Wichtig dabei ist, daß die Milch nicht über den Rand läuft oder von den Fingern berührt wird. Die sterilen Plastikflaschen bekommen Sie in der Regel zum Einmalgebrauch von der Frühgeborenenstation. Füllen

Sie sie nie bis zum Rand voll – es besteht ebenfalls Verunreinigungsgefahr. Stellen Sie die Flaschen sofort in einen Kühlschrank mit 4 Grad Celcius. Hier kann die Milch etwa zwölf Stunden aufbewahrt werden. Steht sie länger, so besteht die Gefahr, daß doch *Bakterien* wachsen.

Für das weitere Vorgehen gibt es in den Kinderkliniken unterschiedliche Vorschriften. Die einen nehmen alle Muttermilch an, die nicht älter als zwölf Stunden ist. Sie untersuchen im Schnellverfahren, ob Keime in der Milch sind. Ist das Ergebnis gut, wird die Milch verfüttert. Andere Kliniken empfehlen, die Milch sofort im Tiefkühlfach einzufrieren und zu den Besuchen auf der Frühgeborenenstation mitzubringen. Transportiert wird die Milch dabei in einer Kühltasche. Diese Methode ist besonders für weiter entfernt wohnende Eltern günstig, da sie ihr Baby vielleicht nicht jeden Tag besuchen können. In der Klinik wird die Milch erst vor dem Verfüttern im Kühlschrank aufgetaut und auch hier im Schnellverfahren auf Krankheitserreger untersucht. Fragen Sie die Ärzte und Schwestern der Frühgeborenenstation Ihres Babys, nach welcher Methode Sie die Muttermilch sammeln sollen. Teilen Sie ihnen auch sofort mit, wenn Sie Fieber haben oder Medikamente einnehmen müssen. Viele gehen nämlich in die Muttermilch über und können beim Kind zu Veränderungen führen. Jede Frühgeborenenstation hat eine ausführliche Liste dieser Medikamente.

Kann Muttermilch auch schädlich sein?

In der Regel ist Muttermilch die beste Art der Ernährung für Frühgeborene und kleine Säuglinge. Allerdings müssen manche Mütter dafür Einschränkungen vornehmen: Will eine Mutter stillen, so muß sie das Rauchen zumindest vorübergehend einstellen. Kinder rauchender Mütter sind unruhiger und spucken häufiger. Kann eine Mutter das Rauchen nicht vollkommen lassen, sollte sie es doch auf maximal fünf Zigaretten am Tag einschränken. Neben *Nikotin* findet man in der Muttermilch rauchender Frauen auch die Umweltgifte Blei und Kadmium, die beim Zigarettenrauch entstehen.

Durch die steigende Umweltbelastung und Verschmutzung unserer Luft mehren sich in den letzten Jahren auch die kritischen Berichte über den Schadstoffgehalt in der Muttermilch. Umweltgifte wie DDT, das Dioxin und die chlorierten Kohlenwasserstoffe sowie andere Abfallprodukte unserer Wegwerfgesellschaft werden dabei erwähnt. Durch eine sensibler werdende Bevölkerung wurden dabei selbst die fortschrittsgläubigsten Politiker allmählich gezwungen, etwas für unsere Umwelt zu tun. Auch die Kinderärzte haben sich diesem Problem gestellt und Empfehlungen herausgegeben. Diese wurden zusammen mit der Kommission zur Prüfung von Rückständen in Lebensmitteln der Deutschen Forschungsgemeinschaft (DFG) diskutiert: Danach gilt die Muttermilch wegen vieler bedeutender Vorteile nach wie vor als die idealste Form der Ernährung für Neugeborene und Säuglinge. Und dies trotz der in ihr vorkommenden Schadstoffe, die übrigens auch in vielen anderen Nahrungsmitteln zu finden sind. Wir können uns in unserer heutigen Welt nicht mehr schadstofffrei ernähren und leben. Wegen der zunehmenden Belastung der Muttermilch durch diese Stoffe empfehlen die Kinderärzte, die Dauer des Stillens auf vier bis fünf Monate zu begrenzen. Danach wird der Vorteil der Muttermilch vom Nachteil der erhöhten Schadstoffe eingeholt.

Endlich ist es soweit

Sicher kommt Ihnen die Zeit bis zum ersten Anlegen Ihres kleinen Frühgeborenen unheimlich lang vor, und Sie warten schon sehnsüchtig darauf, es endlich nuckelnd oder vielleicht schon saugend an die Brust legen zu können.

Einen festen Zeitpunkt dafür gibt es in der Regel nicht. Da Frühgeborene etwa im Alter von 34 Wochen saugen und schlucken können, ohne sich zu verschlucken, ist dies meist der «Startbeginn». Ist ein Baby stabil und ohne Probleme, so kann es sicherlich auch schon früher angelegt werden. Oft weiß es dann mit der «riesigen» Brustwarze überhaupt noch nichts anzufangen. Es nuckelt vielleicht nur etwas darauf herum und schläft dann selig ein. Trotzdem ist dies für Mutter und Kind ein glückliches Gefühl. Durch regelmäßiges «Training» sind meist schnell Fortschritte zu erzielen. Auf einmal vergißt der Knirps dann sogar das Einschlafen. Er behält die Brustwarze im kleinen Mund und beginnt allmählich auch daran zu saugen. Bemerkt er erst den Erfolg, das Fließen der Muttermilch, dann ist das meiste geschafft. Bei vielen Frauen beginnt die Brust jetzt auch wieder, mehr Milch zu bilden. In unserer Klinik legen wir den Müttern die Frühchen an die

Brust, wenn sie etwa 1500 Gramm wiegen. Voraussetzung ist natürlich, daß sie zu dieser Zeit nicht mehr krank sind und ihre Körpertemperatur stabil ist. Mit 1800 Gramm schaffen es dann schon sehr viele, durch Saugbewegungen auch Milch aus der Brust zu bekommen und zu trinken.

Die Quelle versiegt schon wieder

Bei vielen Müttern hat bereits zu diesem Zeitpunkt die Bildung der Muttermilch deutlich nachgelassen. Vielleicht waren der Streß und die Sorge um das Kind zu groß. Vielleicht fand die Mutter bei ihren Problemen nicht genügend Unterstützung. Durch regelmäßiges, geduldiges Anlegen des Babys, mehrmals am Tag, kann es auch jetzt wieder mehr werden. Am idealsten wäre es, diese Mütter könnten zusammen mit ihren Frühgeborenen in eine Rooming-in-Einheit aufgenommen werden. Dann wären sie ständig bei ihrem Baby, um es je nach Bedarf anzulegen. Auf diese Weise könnten sicher viele Mütter bis zum Entlassungstermin wieder voll stillen.

Katharinas Mutter erging es wie vielen anderen auch – es klappte nicht mit der Muttermilch und mit dem Abpumpen. Katharina mußte mit einer künstlichen Milch, einer adaptierten Kuhmilch, ernährt werden.

Keine Mutter sollte deshalb verzweifeln oder sich Selbstvorwürfe machen, wenn es zum Versiegen der Muttermilch kommt. Nicht sie hat als Mutter versagt: die Umstände waren einfach gegen sie. Sie ist deswegen trotzdem eine gute Mutter. Das Kind wird mit ihrer Liebe und Zuwendung auch mit einer künstlichen Milch gedeihen und groß werden. So wie Katharina auch. Wichtig ist nur, daß sie es lieb hat und so oft wie möglich bei ihm ist.

5. Kapitel

21. Januar 1983 19.00 Uhr

Katharinas Brutkasten ist leer. «Ist was passiert?» frage ich. Zwei Schwestern lachen. Eine dritte hält ein Baby im Arm – unsere Katharina. Sie steckt in einer blauen Strampelhose, die viel zu lange Beine hat. Auch das weiße Hemdchen ist viel zu weit: Puppenwäschekleidung – aber immer noch zu groß.

Katharina muß nicht mehr zurück in den Brutkasten. Sie ist jetzt 48 Zentimeter groß, wiegt fünf Pfund. Sie liegt ab sofort im Wärmebett. Es sieht aus wie ein Brutkasten, ist aber offen. Auch die vielen Kabel und der Nasenschlauch sind verschwunden. Katharinchen ist nur noch an zwei Elektroden angeschlossen, zur Kontrolle der Atmung.

Zum erstenmal sehe ich das Gesicht unserer Tochter ohne Pflaster für den Nasenschlauch. Sie hat ein süßes Gesicht, die heruntergezogenen Mundwinkel geben ihr einen leicht trotzigen Ausdruck.

Welches Glücksgefühl, als wir Katharinchen zum erstenmal im Arm halten – sechs Wochen nach ihrer Geburt.

10. Februar 1983

Unsere Tochter liegt auf dem Wickeltisch der Intensivstation und hat einen dicken Kopfverband. «Mein Gott, was ist geschehen?»

«Nichts», sagt die Schwester. «Katharina bekommt gerade rote Blutkörperchen, weil sie zuwenig hat. Nichts Schlimmes, bei Frühgeborenen kommt das oft vor.» Meine Frau wendet sich ab. Ihr wird schlecht – sie kann kein Blut sehen.

In Katharinas Kopfvene sitzt eine Kanüle. Eine elektrische Pumpe drückt langsam ihren Inhalt, die Blutkörperchen, in die Vene. Beim Herausziehen der Kanüle sickert etwas Blut auf die weiße Unterlage, färbt den Verband rot.

Katharina scheint das Ganze nichts auszumachen. Sie schläft bei diesem Eingriff, der so gefährlich aussieht.

17. Februar 1983 11.00 Uhr
Heute dürfen wir Katharina mit nach Hause nehmen. Sie ist 51 Zentimeter groß und fünfeinhalb Pfund schwer. Mit einer blauen Baby-Tragetasche fahren wir ins Krankenhaus – und mit einem Präsentkorb als Dankeschön für die wunderbaren Schwestern und Ärzte.

Was für ein Tag! Nach tagelangem Regen ein strahlendblauer Himmel über Hamburg. Als ob Gott uns zeigen will, daß er sich mit uns freut.

11.30 Uhr
Katharina liegt auf dem Wickeltisch. Mütze, Handschuhe und Jäckchen (von der Oma mit kleinen Vögelchen bestickt) sind ihr viel zu groß.

Sie schläft, wie meistens. Sie verschläft ihre Heimfahrt auf dem Rücksitz des Autos. Noch nie bin ich so vorsichtig gefahren.

Dann der feierliche Augenblick: Katharina liegt nach fast drei Monaten endlich zu Hause in ihrem Himmelbett.

Wir hatten alles schon ein halbes Jahr vor der Geburt gekauft: Naturholz mit ausgesägten Herzen, das Bett mit braunem Blümchenhimmel, dazu Wickelkommode, Schrank, ein Spiegel mit Holzrahmen, eine große goldene Taschenuhr mit Goldkette für die Wand.

Ich wollte damals die Möbel gleich mit nach Hause nehmen. Meine Frau lehnte ab: «Nicht vor der Geburt. Das bringt Unglück.» Aber jetzt stehen die Sachen da, und Katharina ist zu Hause.

Die kalte Welt der Computer liegt hinter ihr.

Aber ohne Technik geht's auch zu Hause nicht: Ein Mikrofon überträgt jeden Laut aus ihrem Zimmer per Lautsprecher in alle Räume unserer Wohnung. Ich hab darauf bestanden. Nur so fühle ich mich beruhigt.

Sie schreit – Gott sei Dank!

Die lange Zeit bis zur Entlassung

Je früher ein Kind zur Welt kommt, um so länger ist der Weg, bis es endlich zu seinen Eltern nach Hause kann. Um so länger ist die Geduld, die von den Eltern verlangt wird. Tagaus, tagein immer wieder denselben Weg in die Klinik – einige Stunden glückliches Zusammensein – dann wieder zurück nach Hause. Und da wartet ein leeres Kinderzimmer. Für alle Eltern ist dies eine schwere Zeit. Sie ist manchmal schwieriger zu ertragen als die akute Phase am Anfang. Da ging es dem Baby vielleicht noch schlecht, aber man konnte dafür auch die Fortschritte besser erkennen.

Annemaries Mutter hatte auf diese Weise geduldig jeden Tag 150 Kilometer mit dem Auto zurückgelegt. Bis zur Entlassung waren das 11000 Kilometer Geduld, um ihr Baby zu sehen. Annemarie war 14 Wochen zu früh gekommen – ein winziges kleines Frühchen mit 750 Gramm Geburtsgewicht.

Für manche Eltern wird diese Zeit des Wartens zur Qual. Vor allem, wenn sie sehen, daß es nicht so recht vorwärtsgeht oder eben viel zu langsam. Das Baby kommt nicht so schnell ab von der Beatmungsmaschine. Oder es gibt immer wieder kleine Rückschläge – zwei Schritte vor, einer zurück.

Patricks Mutter sagte mir dies mal beim Hinausgehen in der Schleuse. Verstohlen drückte sie dabei eine Träne weg. «Gestern war alles noch gut. Patrick brauchte wieder etwas weniger Sauerstoff bei der Beatmung. Er sah rosig aus. Heute komme ich freudig über den gestrigen Fortschritt, schaue auf das Beatmungsprotokoll und sehe, daß er wieder 20 Prozent mehr Sauerstoff braucht. Er ist wieder auf dem Stand von vor einer Woche. Können Sie überhaupt begreifen, was dies für mich bedeutet – diese 20 Prozent mehr Sauerstoff?» Der kleine Patrick wurde etwa acht Wochen alt, bevor er an den Folgen einer schweren *bronchopulmonalen Dysplasie*, an seiner Beatmungslunge starb.

Die Zeit bis zur Entlassung ist sehr lang für die Eltern eines kleinen Frühgeborenen – für manche viel zu lang. Sie müssen in dieser Zeit häufig bittere Erfahrungen machen, und für manche Mutter und manchen Vater enden sie mit dem Tod ihres kleinen Kindes – mit dem Verlust großer Hoffnungen. Stirbt ein Kind auf einer Frühgeborenenstation, sind alle traurig und enttäuscht. Die Eltern stehen nach Tagen und Wochen bangen Wartens wieder allein da, brauchen Trost und Hilfe. Manchmal mischt sich aber in die Trauer und den Schmerz auch das stille Gefühl, ihrem Kind sei vielleicht ein schwer beeinträchtigtes Leben am Rande der Gesellschaft erspart geblieben. Doch auch dieser Trost ist schmerzhaft. Als Teilnehmende trifft diese Trauer aber auch die Schwestern und Ärzte, die das Baby behandelt haben. Sie haben oft einen innigen Kontakt zu diesen kleinen Frühchen aufgebaut. Sie hängen fast liebevoll an ihnen – vielleicht gerade weil sie so klein und gefährdet sind. Mit dem Tod eines Babys stirbt dann auch für sie eine Hoffnung. Die Erkenntnis, wochenlang «umsonst» gearbeitet zu haben, vergeblich Kraft und Können, Liebe und Zärtlichkeit investiert zu haben, hinterläßt eine große Leere.

Stellvertretend für die Gedanken und Gefühle, die in vielen Eltern kleiner Frühgeborener vorgehen, deren Kinder auf einer Neugeborenenintensivstation sterben, möchte ich hier die Briefe wiedergeben, die Haukes Mutter an ihren kleinen sterbenden Sohn geschrieben hat.

Vielleicht können sie manch anderen Mutter in einer ähnlichen Situation hilfreich sein.

Dienstag, 16. August: Lieber Hauke, heute oder morgen wäre eigentlich Dein Geburtstag gewesen – nun wird es wohl Dein Sterbetag sein. Seit Donnerstag wissen wir, daß Du es nicht schaffen wirst. Du brauchtest zu lange 100 % Sauerstoff und bekamst mehrere Bradycardien, von denen Du Dich kaum erholen konntest... Traurig sind wir nach Fehmarn gefahren, um einen Tag frische Luft zu atmen und unsere Herzen weit werden zu lassen. Als wir am Sonnabend wieder bei Dir waren, ging es Dir noch schlechter. Deine Leber und Milz sind so riesig, daß es fast ausgeschlossen scheint, daß sie überhaupt arbeiten können. Dein Bauch ist wie ein praller Luftballon gewesen und Deine Haut grau. Neues Blut bekommst Du nun nicht mehr und seit gestern mittag keine Medikamente mehr außer Glukose und selten ein Beruhigungsmittel. Die Medizin hat sich taktvoll zurückgezogen, und wir sind einverstanden.

Gestern war ich den ganzen Tag bei Dir, und nachmittags kam Peter dazu. Wir waren bis morgens 8 Uhr da und sind dann erschöpft für ein paar Stunden nach Hause gefahren. Du hast uns etwas Wundervolles zum Abschied geschenkt. Noch eine ganze Nacht hast Du zwischen kurzen Schlafphasen lange und groß die Augen geöffnet und uns traurig und klar angesehen wie noch nie zuvor. Du hast ruhig auf dem Rücken gelegen und, ich glaube, es genossen, daß wir Dich nicht allein gelassen haben. Die ganze Nacht haben wir Geschichten erzählt, Dir alles sagen können, was noch zu sagen war, wir sind still gewesen, haben geweint und leise, ruhige Musik gehört, wie jetzt auch gerade. Nur jetzt reagierst Du gar nicht mehr, bist ganz in Dich zurückgetreten, hast wohl keine Schmerzen mehr wie gegen Morgen, als Dein Gesichtchen auf einen Punkt zusammenschnurrte. In der Nacht hattest Du einige Bradycardien, von denen Du Dich aber wider Erwarten noch erholt hast. Tagsüber war Dein Sauerstoffbedarf so niedrig wie schon lange nicht mehr, und Dein Bauch ist ganz weich geworden. Dein Herz schlägt jetzt ruhig und gleichmäßig und Du bewegst Dich nicht mehr. Ich habe das Gefühl, es ist nur noch Dein Körper und Du bist längst in friedlicheren Sphären und mußt nicht mehr kämpfen. Du hast Dich entschieden.

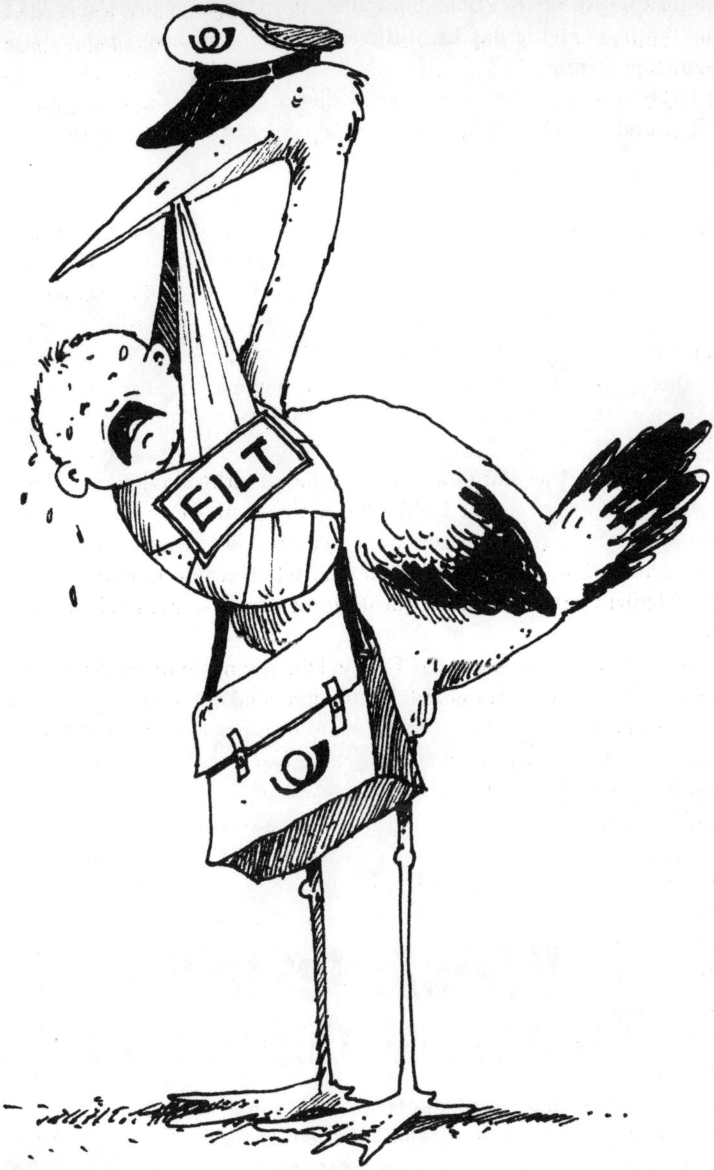

Frühgeborenen …

Bald wirst Du, mein kleiner Sohn, sterben. Und ich versuche mich so gut es geht zu verabschieden und gebe Dir meine Liebe mit auf den Weg.

Es fällt mir schwer, all diese Bilder – Du auf meinem Schoß, auf Peters Nacken sitzend, an seiner und meiner Hand, am Strand im Sand buddelnd – wieder zu verpacken als schöne, aber nicht lebbare Träume in meinem Herzen zu bewahren.

Du hilfst mir sehr dabei; die Entscheidung, bei Dir zu bleiben, bis Du stirbst, war richtig – je länger ich hier bei Dir sitze, um so eher bin ich einverstanden mit Deinem Weg, den Du jetzt gehen wirst und Dir vielleicht selbst gewählt hast, wer weiß. Es wird seinen Sinn haben, davon bin ich überzeugt, zum Teil gelingt es mir, Dein Sterben auch als eine Art der Gnade zu verstehen. Deine Behinderung ist sicher, und durch die Probleme in der letzten Zeit hast Du immer wieder auch Sauerstoffmangel gehabt. So ist Dein Tod wohl auch ein Stück notwendig – in dem Sinne, Deine Not abzuwenden und Dich aus Deinem kranken Körper wieder zu entlassen. Ich bin einverstanden, wenn Du bald stirbst, Du hast mehrmals deutlich signalisiert, daß Du nicht mehr willst. Die Medizin hat Dich auf ihre Art verstanden.

Es bleibt eine große, tiefe Traurigkeit. Ich bin bei Dir.

Mittwoch, den 17. August: Du bist so stabil wie schon lange nicht mehr – doch der Schein trügt. Wenn man nicht wüßte, daß Du sterben wirst, könnte man glauben, es gehe Dir gut. Ruhig schlägt Dein Herz, Du liegst auf dem Rücken mit ausgebreiteten Ärmchen, rosiger Haut, verquollenen Augen, die keine Kraft zum Schauen mehr haben. Als wartest Du und sagtest, ich bin soweit, bin bereit zu sterben, nehmt mich wie ich bin. Ruhe strahlst Du aus und auf mich ab. Andächtig sitze ich hier, einigermaßen gelassen und ehrfürchtig. Aus den anfangs verzweifelten Tränen, die brannten, sind warme, schöne, traurige geworden. Ich lasse Dich gehen, ich liebe Dich. Ich bin traurig wegen der fehlenden gemeinsamen Zeit, ich werde Dich nicht aufwachsen sehen, nie wissen, wie Du aussiehst, Dir keine Pflaster kleben und Dich nicht trösten können. Dennoch kann ich Zwiesprache mit Dir halten, ich habe viel Liebe von Dir geschenkt bekommen. – Dein entgegengestrecktes Bäuchlein beim Eincremen und Massieren, der Griff Deiner Hand, Dein ernster Blick, Deine Ruhe und Gelassenheit. Ich habe vieles gelernt, brauche noch Zeit zum Begreifen. Durch Dich, Hauke, habe ich wieder neu gemerkt, wie sehr ich mich Peter verbunden fühle, wie sehr ich ihn liebe. Wie schön war es, gemeinsam ein Kind zu erwarten – auch im Krankenhaus zu liegen war eigentlich ein ganz leichtes – wie schön war es, Dich zu bekommen, welche Dankbarkeit, daß Du lebst, und nun welche Schönheit und Andächtigkeit auch die gemeinsame Trauer um Dich hat. Du hast uns neu miteinander verbunden. Ich danke Dir dafür. Für die alte Erkenntnis dessen, was wesentlich ist im Leben und daß wir die Tage, die uns zur Verfügung stehen, dankbar annehmen und nicht vergeuden dürfen. Ich wünsche mir, daß Peter und ich uns das Leben schön machen können und daß wir begreifen lernen, daß Arbeit nur ein Teil davon ist – getragen von unserer und einer größeren Liebe. Ich schau Dich an, meine Gedanken fließen, Deine Bettdecke hebt und senkt sich gleichmäßig zu der Musik Mantras. – Bald wird Dein Licht verloschen sein und Du wirst sanft hinübergleiten. Du gehst diesen Weg allein, nimm Dir die Zeit, die Du brauchst. Ich habe Geduld und bin mit meiner Liebe bei Dir.

Montag, den 22. August: Am Mittwoch, dem 17. August, bist Du gegen 17.30 Uhr gestorben. Als der Arzt im Elternzimmer, wo wir gerade waren, anrief, waren wir sehr bestürzt und betroffen, daß Du gerade in dem Moment, als Peter noch telefonierte, aufgegeben hattest. Gleich konnten wir bei Dir sein. Wir haben eine kleine stille Andacht gehalten, unsere gemeinsame Musik noch einmal gehört, Dich gestreichelt und Dir unseren Schutz und unsere Liebe hinterhergeschickt. Wenn dort, wo Du jetzt bist, so für Dich gesorgt wird wie hier durch uns, die Schwestern und Ärzte, bist Du gut aufgehoben.

Wir sind unendlich traurig und merken erst jetzt, wie erschöpft wir sind durch die letzten schönen fünf Monate. Wir werden Deinen Körper der Ostsee übergeben in der Nähe unseres Strandes. Du bist kein Kind der Erde geworden, hast nie Fuß fassen können und gehörst eher in ein fließendes Element. Und wir werden immer mal wieder dorthin zurückkehren und mit weitem, freiem Blick Dich in unsere Herzen lassen. Wir fühlen uns nicht allein und sind nicht verzweifelt. Es ist alles gut so. Sicherlich sind wir ein Stück ernster und nachdenklicher geworden, und Begriffe wie Schöpfung, Andacht und Ehrfurcht haben einen neuen, volleren Sinn bekommen.

Hauke war ein kleines Frühgeborenes, das nach 29 Schwangerschaftswochen mit einem Geburtsgewicht von 920 g entbunden wurde. Stunden vor der Geburt hatte seine Mutter im Wehenschreiber schwere Veränderungen, die zu erkennen gaben, daß Hauke im Mutterleib in bedrohlichen Schwierigkeiten war. Haukes Mutter wurde noch kurz vor der Geburt verlegt und Hauke durch Kaiserschnitt zur Welt gebracht. Er war schwer asphyktisch, und bereits in den ersten Tagen konnte man bei ihm im Ultraschall erkennen, daß er schon im Mutterleib sehr wahrscheinlich Sauerstoffmangel oder eine Blutung im Gehirn hatte. Trotzdem zeigte Hauke von Anfang an starken Lebenswillen und starb nach zahlreichen Komplikationen seiner Frühgeburtlichkeit mit 48 Tagen.

Zum Glück aber geht es häufig aufwärts, und viele Babys wachsen und gedeihen nach den Anfangsschwierigkeiten recht gut. Eines schönen Tages stehen die Eltern dann verwundert vor dem leeren Inkubator. Ihr Kind liegt friedlich schlummernd, vielleicht auch erwartungsvoll, in einem kleinen Wärmebett. Meistens wandern Babys mit 1900 bis 2000 Gramm in diese gewärmten Bettchen. Sie sind dann angezogen wie andere auch. Nach einiger Zeit wird auch noch die Heizung dieser Bettchen abgeschaltet. Dann ist die Entlassung sicher nicht mehr weit. Zeit für die Eltern, endlich das Kinderzimmer herzurichten und allmählich die Babyausstattung auf den neuesten Stand zu bringen.

Die Vorbereitung des Babys und der Eltern

Neben dieser Vorbereitung der Eltern auf die freudige Ankunft zu Hause läuft auch für das Baby das «Entlassungsprogramm» an. Dies nimmt meistens einige Tage in Anspruch, denn das Frühchen darf ja nicht überanstrengt werden. Außerdem läuft es wohl in jeder Klinik anders ab und richtet sich vor allem nach den früheren Erkrankungen. Dabei werden hauptsächlich Untersuchungen wiederholt, die das Frühgeborene schon die ganze übrige Zeit «begleitet» haben.

Dazu gehören die Untersuchung des Gehirns durch *Ultraschall* (Schädelsonogramm) und die Untersuchung der Hirnströme, das *Elektroenzephalogramm* (EEG). Ein Augenarzt untersucht den Augenhintergrund, um die Ausreifung der Netzhaut beurteilen zu können. Wenn das Baby Probleme mit dem Herzen oder der Lunge hatte, werden auch das EKG und das Röntgenbild der Lunge nochmals wiederholt. Außerdem wird durch gezielte Untersuchungen die Entwicklung des Babys begutachtet. Es wird festgelegt, wann das Kind zu einer Nachuntersuchung kommen oder ob es vielleicht schon mit etwas Gymnastik gefördert werden soll oder ob man damit noch bis zur nächsten Untersuchung in ein paar

Wochen wartet. Zu guter Letzt wird noch mals nachgesehen, ob alle Blutwerte normal sind: das Baby genug Blut hat, die Salze ausgeglichen sind und keine Infektionszeichen bestehen. Nachgesehen wird auch, ob sich das Frühgeborene durch die Behandlung auf der Intensivstation nicht angesteckt hat – zum Beispiel durch die *Bluttransfusionen*.

«Probezeit». Immer wieder fragen sich Eltern kleiner Frühgeborener, ob sie bei ihrem Kind etwas Besonderes beachten müssen. In der Klinik war eine Frühgeborenenschwester für ihr Kind zuständig und für Fragen erreichbar. Jetzt muß die Mutter alles selbst machen, kann sich häufig nicht einmal mit dem Vater besprechen, der meistens arbeitet. Vielen Müttern hilft es, wenn sie in der Zeit vor der Entlassung des Babys für einige Tage, vielleicht auch ein bis zwei Wochen, Tag und Nacht in der Kinderklinik sein konnten. Sie erleben dabei ihr Kind rund um die Uhr und können seine Eigenheiten viel besser kennenlernen. In vielen Kinderkliniken mit Frühgeborenenstation gibt es inzwischen diese Möglichkeit der Mutter-Mitaufnahme. Fragen Sie die Kinderärzte Ihrer Frühgeborenenstation danach. Sie können Ihr Kind dann fast vollkommen allein mit einer erfahrenen Frühgeborenenschwester im Hintergrund versorgen und erlangen viel mehr Sicherheit. Kommen Sie nach solch einer «Einarbeitungszeit» nach Hause, so kann Sie fast nichts mehr erschüttern. Sie werden Ihr Kind ganz routiniert baden, eincremen, kämmen, wickeln und füttern. Sie werden es ganz gelassen stillen oder ihm die Flasche geben. Trinkt es mal ein bißchen weniger oder spuckt es mal, bringt Sie dies nicht gleich aus der Fassung. Im Gegenteil, Sie gewinnen so viel mehr Zeit für Ihr Kind – Zeit, in der Sie mit ihm spielen und zärtlich sein können.

«Handling»

Viele Eltern haben immer wieder Angst vor der «Zerbrechlichkeit» ihres Frühchens. Deshalb hier einige Tips, wie Sie es am besten bewegen und tragen. Man nennt dies *Handling*. Viele Frühgeborenenstationen trainieren ihre Eltern bereits vor der Entlassung auf diese Handgriffe.

* Wie nimmt man das Baby aus der Rückenlage auf?
* Wie trägt man ein kleines Frühgeborenes auf dem Arm?
* Wie dreht man ein Baby mit sechs Monaten um?
* Wie trägt man einen Säugling?

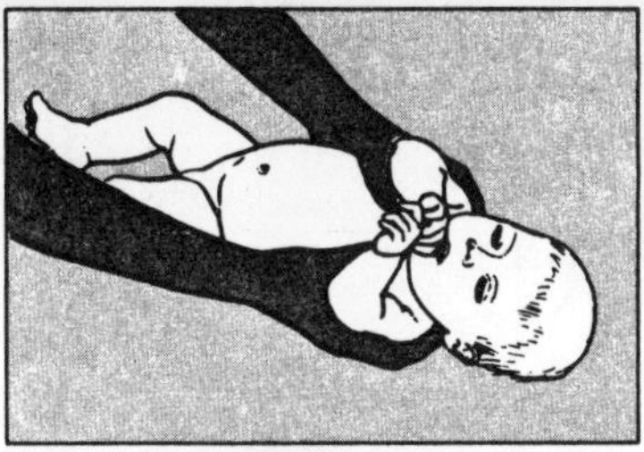

Wie nimmt man ein Baby aus der Rückenlage auf? Falsch wäre es, einfach an den Armen zu ziehen. Am besten, Sie rollen es erst über die Seite auf den Bauch.

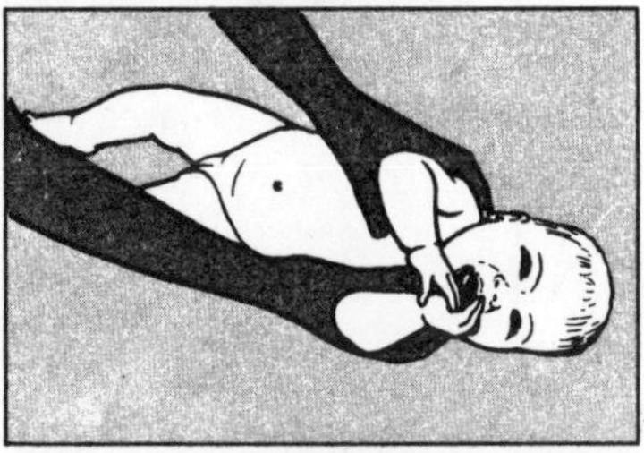

Dazu umfassen Sie mit beiden Händen die Schultern, so daß Sie um den Oberkörper herumgreifen. Ein sanfter Druck mit der Linken, und das Köpfchen dreht sich.

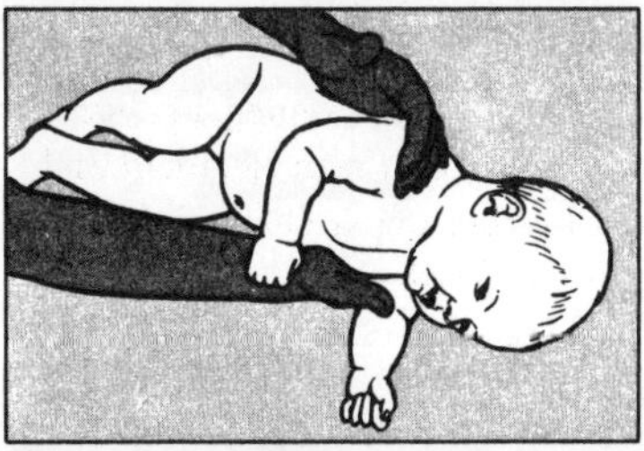

Dann folgen Hüfte und Beine, weil die linke Hand die Drehung weiter unterstützt.
Die rechte öffnet sich, um das Kind von unten her zu halten.

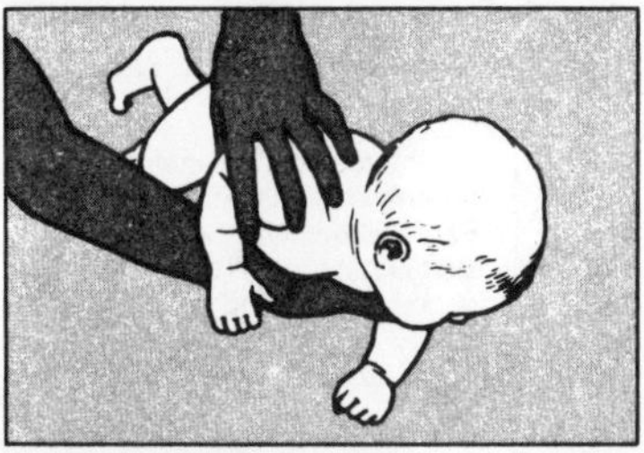

Fast ist die Wende geschafft.
Man sieht, wie das Kleine schon etwas „mitarbeitet".
Sein Köpfchen hebt es von ganz allein.

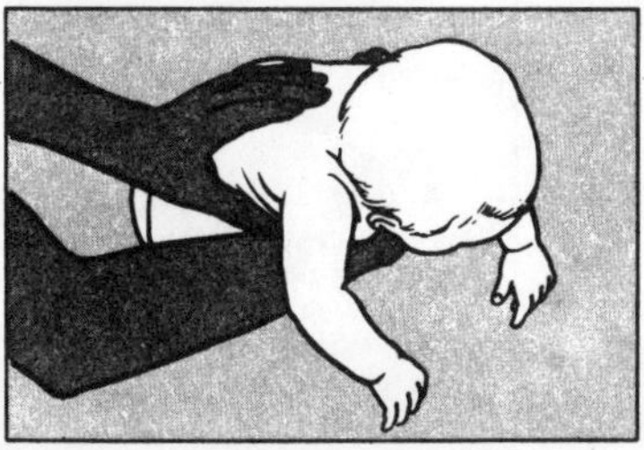

Jetzt liegt das Kind entspannt auf Hand und Unterarm der Mutter. Greift sie nun mit der Linken zwischen den Beinen hindurch, kann sie es zum Tragen hochnehmen.

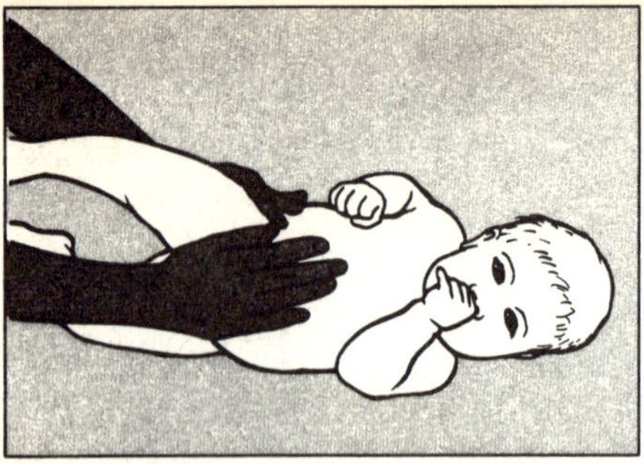

Wenn Sie ein Halbjähriges umdrehen wollen: Mit dieser Methode kommt die Bewegungsfreude Ihres Kindes zu ihrem Recht, und Sie schonen Ihre Kräfte.

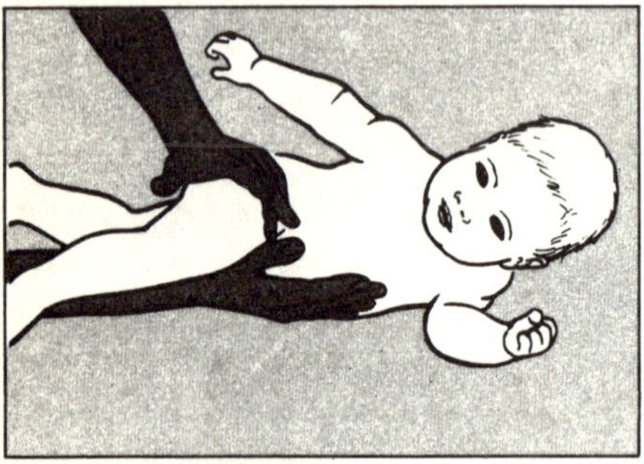

Während Ihre rechte Hand den Bauch leicht unterstützt, umfaßt die linke das Hüftgelenk und gibt dem Kind einen kleinen Schubs in die richtige Richtung.

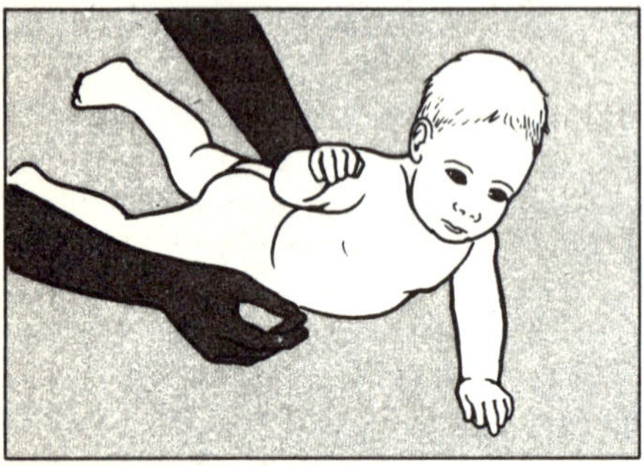

Im Unterschied zu einem Neugeborenen hilft ein halbjähriges Baby mit beim Drehen. Es stützt sich erst mit dem linken Unterarm, dann mit der Hand ab.

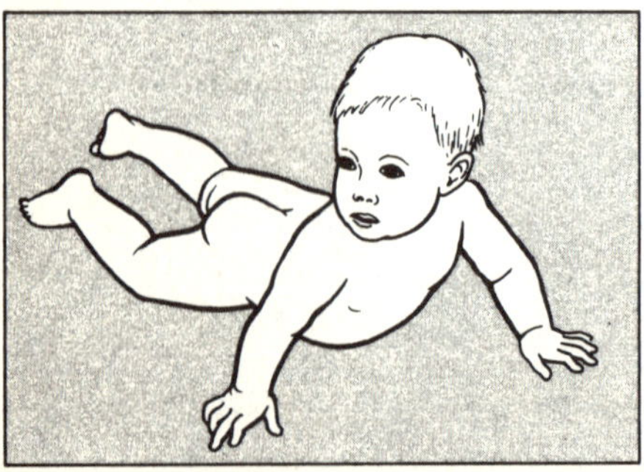

Das wäre geschafft! Das Baby drückt sich zum Abschluß mit beiden Händen hoch und hat Lust auf mehr. Es ist auf dem besten Wege, sich bald ganz allein umzudrehen.

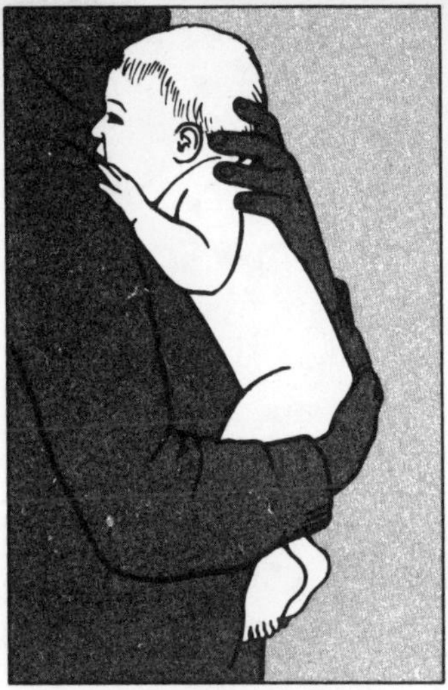

Auf diese Weise tragen die meisten Mütter ihre Kinder und machen damit ganz instinktiv das Wesentliche richtig: Das Köpfchen wird ständig unterstützt, der Rücken ist möglichst rund, die Ärmchen vorgestreckt. Außer mit Händen, Armen und Brust hat die Mutter auch mit ihrem Kopf Kontakt zum Kind: eine ideale Haltung zum Schmusen und Trösten.

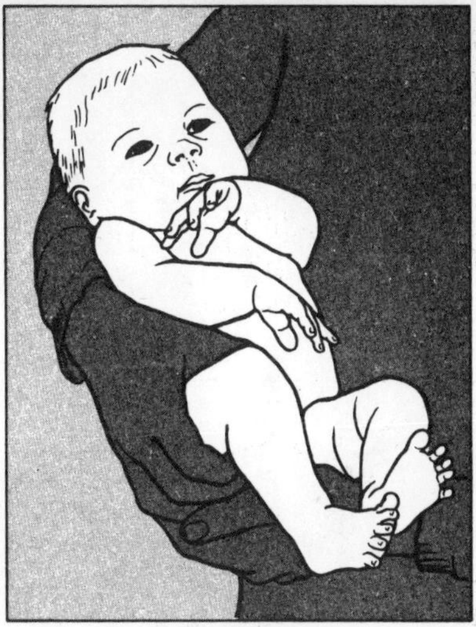

Auch in diesem Tragegriff ist ein Neugeborenes gut aufgehoben. Fest und sicher halten es beide Hände der Mutter, sein Kopf ruht in ihrer Armbeuge. Der ganz kleine Körper ist schön „rund“ – ähnlich wie in den letzten Monaten der Schwangerschaft. Damit es sich ganz allmählich „entfaltet“, vermeiden Sie Stellungen, bei denen es sich nach hinten überstreckt.

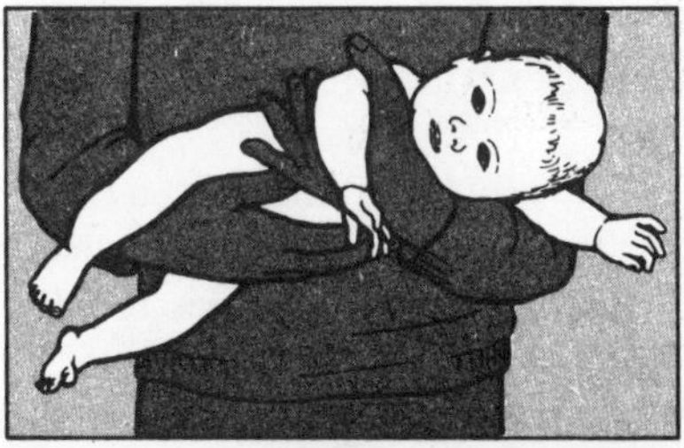

So lassen sich Neugeborene gern tragen: an Brust und Bauch von Mutters Händen unterstützt, mit dem Rücken an sie gedrückt, den Kopf auf ihrem Arm.

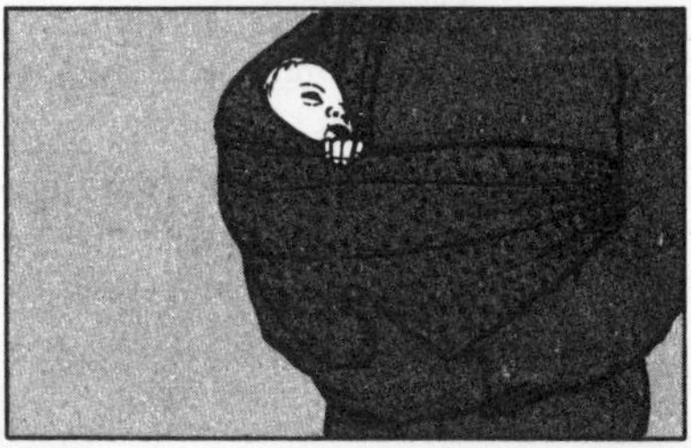

Wenn Sie Ihr Kind viel bei sich haben wollen, ist ein Tragetuch ideal. Ihre Arme sind entlastet, und durch den ständigen Körperkontakt lernen Sie Babys Signale schnell verstehen. Wichtig: Solange das Köpfchen noch „wackelt“, schürzen Sie das Tuch zu dieser Wiege, so daß das Kind fast waagerecht vor Ihrem Bauch liegt.

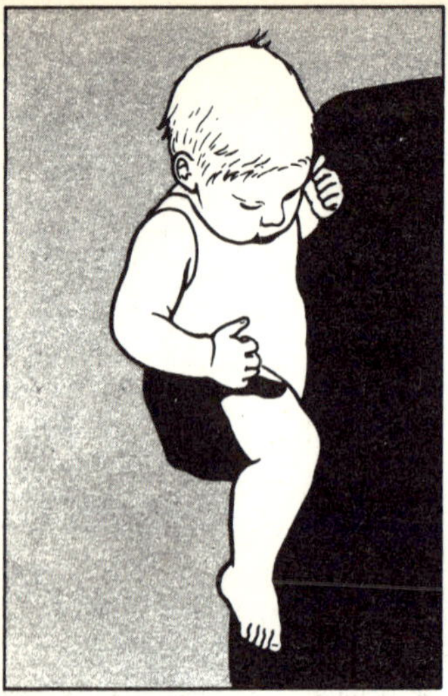

Sobald das Köpfchen beim Sitzen nicht mehr nach hinten fällt, können Sie Ihr Kind seitlich im Spreizsitz tragen. Das ist gut für die Entwicklung seiner Hüftgelenke. Und Sie haben immer eine Hand frei, denn Ihre Hüfte trägt das Kind ja mit.

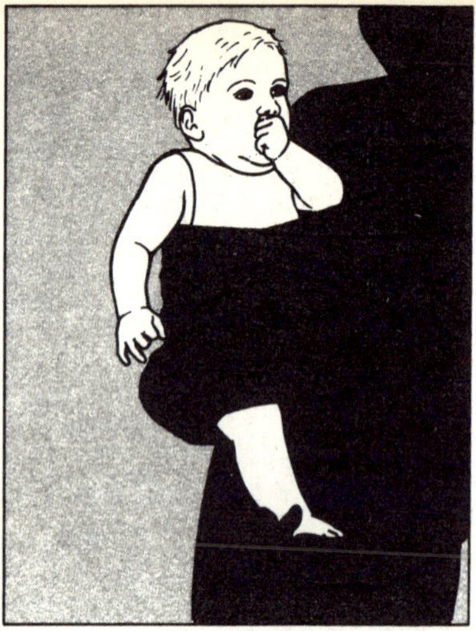

Beide Hände frei, das Gewicht des Kindes gut auf Schulter und Hüfte verteilt – das sind die Vorteile des Tragetuchs für die Eltern. Größeren Kindern, die viel Bewegungsfreiheit brauchen, gefällt's meist nur, wenn Mutter unterwegs ist, sich also rhythmisch bewegt.

Auch Frühgeborene brauchen Haut- und Körperkontakt

Leider geht es auf den meisten Intensivstationen nicht, daß Mütter sich ihr stabiles Neugeborenes auf die Brust oder den Bauch legen. Immer sind Mengen von Tuch zwischen den beiden. Deshalb ist es um so wichtiger, daß sie zu Hause mit ihrem Baby viel und lange schmusen – das kleine Mädchen oder den kleinen Jungen Ihre nackte Haut spüren lassen.

Solange das Frühgeborene noch im Inkubator liegt, ist es wichtig, beim Streicheln stets darauf zu achten, daß das Kind auch seinen eigenen Körper wahrnimmt. Nehmen Sie deshalb die kleinen Hände oder Füße und streicheln Sie damit den Körper des Babys – liebkosen Sie mit einem Händchen das andere oder mit einem Füßchen das andere. So kann das Baby frühzeitig eine eigenes Körpergefühl entwickeln.

Welche Impfungen braucht ein Frühgeborenes?

Hier gibt es keinen Unterschied zu den Neunmonatskindern. Frühgeborene haben denselben Impfplan. Wie bei den Neugeborenen werden in Zukunft wohl nur noch die Kinder gegen Tuberkulose geimpft, die ein erhöhtes Risiko für die Infektion haben. Da in der BRD in den letzten Jahren die Zahl der Tuberkuloseerkrankungen stark zurückgegangen ist, wird die Impfung nicht mehr generell ermpfohlen. Auf alle Fälle müssen Frühgeborene geimpft werden, wenn in der Familie oder näheren Umgebung jemand an Tuberkulose erkrankt ist. Da Neugeborene, deren Mütter HIV positiv sind, nicht mit lebenden Bakterien geimpft werden dürfen, sollte die Mutter bei den Vorsorgeuntersuchungen in der Schwangerschaft einen Aids-Test machen lassen. Die Wirkung der Impfung hält bei 80 Prozent der Menschen etwa fünf Jahre an. Nach zwölf Jahren ist sie praktisch nicht mehr nachweisbar. Durch einen Hauttest im Alter von zwei bis drei Monaten nach der Impfung kann der Kinderarzt sehen, ob sie angegangen ist und ein Schutz besteht.

Die BCG-Impfung besteht aus lebenden, sehr stark abgeschwächten Tuberkulose-Bakterien, die vom Körper normalerweise gut vertragen werden. Als Zeichen der Auseinandersetzung mit ihnen kommt es in der Leistenbeuge des Babys häufig zu einer harmlosen vorübergehenden Schwellung der Lymphknoten. An der Impfstelle kann es manchmal zu einem kleinen Abszess kommen, der im allgemeinen ohne besondere Maßnahmen abheilt. In der Zukunft wird die Zahl der Tuberkulose-Bakterien im Impfstoff noch weiter verringert werden, so daß auch diese Erscheinungen kaum mehr auftreten.

Diphtherie-Wundstarrkrampf-Polio-Impfung. Wie alle anderen Säuglinge sollten Frühgeborene mit etwa vier Monaten gegen Diphtherie, Wundstarrkrampf und Kinderlähmung geimpft werden. Diese Impfungen werden auch als DT-Diphtherie-Tetanus- und als Polio-Impfung bezeichnet. Sie können alle zusammen am selben Tag verabreicht werden. Die DT-Impfung ist eine kleine Spritze in den Oberarm, und die Polio-Impfung gibt es auf etwas Zucker als Schluckimpfung. Nebenwirkungen sind bei diesen Impfungen praktisch bedeutungslos, eventuell tritt eine kleine lokale Rötung an der Einstichstelle auf. Bei gestillten Kindern sollte die Verabreichung der Polio-Tropfen zwischen zwei Mahlzeiten erfolgen, da Antikörper in der Muttermilch das Angehen der Impfung verhindern können.

Sollte ein Frühgeborenes gegen Keuchhusten geimpft werden? Wie bei vielen Dingen in der Medizin gehen auch bei den Impfungen die Meinungen der Spezialisten häufig auseinander. Bei der Keuchhustenimpfung wird jedoch sehr einhellig die Ansicht vertreten, Frühgeborene nicht zu impfen; denn diese Impfung ist im Augenblick noch mit relativ vielen und unter Umständen schweren Nebenwirkungen behaftet. So treten immerhin bei einem Säugling von 2000 geimpften Störungen im Gehirn und Nervensystem auf. Es kann zu Krampfanfällen kommen. Bei etwa einem Baby auf 20000 wird sogar mit einem Dauerschaden gerechnet. Frühgeborene sollten aus diesen Gründen auf keinen Fall geimpft werden, bevor nicht ein besserer, verträglicherer Impfstoff zur Verfügung steht. Bis dahin ist es äußerst wichtig, darauf zu achten, ob ein Baby Kontakt mit einem erkrankten Kind hatte; dann sollte man es sofort mit einem *Antibiotikum* behandeln. Auf diese Weise kann das Frühgeborene geschützt werden.

Nach Möglichkeit sollten Frühgeborene im zweiten Lebensjahr gegen Masern und Mumps geimpft werden. Der Kinderarzt wird Sie darüber aufklären.

Der plötzliche Kindstod

Dieser plötzliche Tod von Säuglingen gibt der Medizin noch immer viele Rätsel auf. Man kennt ihn schon seit dem Altertum. Der plötzliche Kindstod wird auch *Krippentod* oder *SIDS – Sudden Infant Death Syndrome* genannt. Etwa 3000 Babys erleiden jährlich in der Bundesrepublik diesen Tod. Das sind etwa 50 Prozent (!) aller Todesfälle bei Säuglingen, die über einen Monat alt sind. Am häufigsten tritt er zwischen dem zweiten und vierten Lebensmonat auf. Nach dem ersten Lebensjahr nimmt die Häufigkeit sehr stark ab. Der plötzliche Kindstod kann aber auch hier noch als seltenes Ereignis auftreten.

Das Auffallende daran ist, daß er Säuglinge immer im Schlaf ereilt, meist in den Morgenstunden, häufig am Wochenende. Er kann überall auftreten – beim schlafenden Kind auf dem Arm der Mutter, im Kinderwagen, im Kinderbettchen. Viele der Babys werden von ihren Eltern noch gesund und beschwerdefrei schlafen gelegt und dann nach einigen Stunden tot aufgefunden. Nie wurde eine genaue Todesursache festgestellt.

Die meisten der verstorbenen Säuglinge (etwa 75 Prozent) waren Risikokinder. Sie waren entweder zu früh geboren oder hatten Probleme vor, während oder nach der Geburt. Sie wogen unter 1500 Gramm bei der Geburt, ihre Mutter hatte viel geraucht, sie waren lange beatmet worden und hatten eine Umbaulunge; sie lagen nach der Geburt auf einer Intensivstation. Aber auch «normale» Kinder werden betroffen. Jungen sind für den plötzlichen Kindstod anfälliger als Mädchen (etwa 65 Prozent sind Jungen). Für dieses plötzliche Ereignis gibt es viele Deutungen. Zum Beispiel wurde lange geglaubt, daß diese Babys eine Abwehrschwäche hätten und an ganz schnell verlaufenden Infektionen sterben. Es wurden Atemstörungen im Schlaf und auch ein gestörtes Zusammenspiel zwischen Herz und Atmung vermutet. Einflüsse durch die Umwelt und ihre Belastung sind ebenfalls im Gespräch. Nach dem augenblicklichen Stand der Medizin weiß man, daß Babys, die einen plötzlichen Kindstod erleiden, besondere Atempausen machen. Im tiefen und aktiven REM-Schlaf (rapid eye movement) – das Schlafstadium, in dem besonders schnelle Augenbewegungen registriert werden – treten bei ihnen Atempausen auf. Bei vielen dieser gefährdeten Säuglinge konnte man am Monitor beobachten, wie mit Beginn der Atempause auch der Herzschlag langsamer wurde *(Bradykardie)*.

Kann man rechtzeitig erkennen, ob ein Baby bedroht ist? Mit letzter Sicherheit bisher noch nicht. Die Ursachen des plötzlichen Kindstods sind ja noch nicht vollkommen bekannt. Aber man versucht, das Risiko so weit wie möglich einzugrenzen. Da besonders Frühgeborene unter der Risikogruppe sind, werden sie vor ihrer Entlassung mehrere Stunden lang besonders überwacht. Ein Herz-Atem-Monitor zeichnet während sämtlicher Schlafphasen fortlaufend Atmung und Herzschlag auf. Da die Atemtiefe dabei registriert wird, können Atempausen oder ein Nachlassen der Atemtiefe, die man sonst nicht bemerkt, dokumentiert und ausgewertet werden. Man nennt diese Methode Oxy-Cardiorespirographie.

Zum anderen kann man die Hirnströme des Babys im Schlaf über mehrere Stunden aufzeichnen. Gleichzeitig werden seine Augenbewegungen, die Atmung, der Herzschlag und die Muskelbewegungen mit registriert. Dieses Verfahren heißt Polygraphie. Durch die verschiedenen Ableitungen kann genau erkannt werden, in welchem Schlafstadium sich das Baby gerade befindet. Der Arzt kann dann sehen, ob und wann Atempausen auftreten. Er kann außerdem erkennen, ob es Atempausen sind, wie sie beim plötzlichen Kindstod gesehen werden, oder ob sie eine andere Ursache haben. Eine endgültige Gewißheit gibt es allerdings auch danach nicht; absolute Sicherheit ist bisher nicht möglich. Auch Säuglinge, die bei beiden Untersuchungen keine Atempausen im Schlaf hatten, können dennoch einen plötzlichen Kindstod erleiden. Der Vorteil der Untersuchungen ist der, daß man die Babys herausfindet, die ganz sicher Pausen machen.

Kann man den plötzlichen Kindstod verhindern? Steht bei der Entlassung fest, daß das Frühgeborene «anfällig» ist für den plötzlichen Kindstod, oder hatten die Eltern bereits ein Kind auf diese Weise verloren, wird der Arzt ein ausführliches Gespräch mit ihnen führen. Er wird ihnen sagen, was sie tun können, um dieses Geschehen zu verhindern.

Der Arzt beantragt für die Eltern bei der Krankenkasse einen Heimmonitor, der das Baby zu Hause mindestens ein Jahr lang Tag und Nacht überwacht. Dabei gibt es verschiedene Möglichkeiten. Welche sicherer ist, weiß man im Augenblick noch nicht.

Bei all diesen Methoden liegt das Baby normal in seinem Bettchen. Eine auf den Bauch geklebte Elektrode oder ein um den Brustkorb gelegter «Gürtel» nehmen die Atembewegungen oder die Herzschläge auf und geben sie an den Monitor weiter.

Was tun bei Atempausen? Wenn der Heimmonitor Alarm schlägt, müssen die Eltern sofort zu ihrem Baby laufen. Sie müssen überprüfen, ob es wirklich nicht mehr atmet. Denn auch der Monitor kann einmal Fehlalarm geben. Atmet das Kind tatsächlich nicht, muß es sofort hochgenommen und wachgerüttelt werden. Atmet es nicht und hat es blaue Lippen oder ist das Gesicht blau verfärbt, muß sofort eine Mund-zu-Mund-Beatmung und Herzmassage gemacht werden. Auf jeden Fall aber muß sofort ein Notarzt alarmiert werden. Notieren Sie seine Nummer vorsorglich neben dem Telefon.

Die Maßnahmen der Wiederbelebung mußten die Eltern bereits in der Klinik lernen und an ihrem Baby üben, bevor sie es mit nach Hause nehmen durften. Ohne eine solche Unterweisung und Übung ist die Überwachung durch einen Monitor sinnlos.

Den Heimmonitor bekommen die Eltern von ihrer Krankenkasse kostenlos geliehen, solange er notwendig ist. Solche Geräte kosten in der Regel zwischen 2000 und 7000 Mark. Leider wittern auch in der Bundesrepublik immer mehr Firmen hier ihr großes Geschäft und nutzen die Angst und Hilflosigkeit vieler Eltern aus. Natürlich müssen solche

Monitore gebaut und auch verkauft werden. Wichtig aber ist, daß die Anschaffung eines solchen Geräts nie ohne die Aufsicht und Einweisung durch den Kinderarzt geschieht.

Der Monitor als «Familientyrann». Natürlich kann von solch einem Monitor eine unheimlich beruhigende Wirkung auf die ganze Familie ausgehen. Sie kann sich entspannen, braucht keine Angst zu haben – bei Problemen piept das Ding ja. Durch häufige Fehlalarme kann er aber auch die ganze Familie in Angst und Schrecken versetzen. «Jede Nacht dreimal Fehlalarm macht auch den stabilsten Vater schwach», sagte uns die Mutter des kleinen Sven, der einfach immer etwas schwächer atmete, als der Monitor registrieren konnte, aber nie eine Pause machte. Bei manchen Eltern besteht sicher auch die Gefahr, daß sie erst auf den Monitor reagieren – nicht auf ihr Kind. Das Baby braucht ihre Aufmerksamkeit, Zuwendung und Liebe – nicht der Monitor!

Andere Eltern werden durch die Anwendung eines Monitors die Angst vor dem plötzlichen Kindstod überhaupt nicht mehr los. Sie sehen ständig nach ihrem Baby und halten es mit der Zeit für krank oder nicht normal. Es wird überbehütet, mit zuviel Zuwendung bedacht. Durch die geduldige Hilfe des Kinderarztes lernen auch diese Eltern allmählich, «normal» mit dem Monitor zu leben und ihn als das anzusehen, was er ist: ein einfaches Hilfsmittel, das ihr Baby gesund erhalten soll.

Kontrolluntersuchungen

Frühgeborene bleiben auch nach ihrer Entlassung aus der Klinik Risikokinder. Sie müssen daher in den nächsten Jahren sorgfältig und genau in ihrer Entwicklung beobachtet werden. Das geschieht in der Regel in Zusammenarbeit mit dem Kinderarzt. Häufig kommt die Mutter mit ihrem Baby aber noch zusätzlich in die «Nachuntersuchungssprechstunde» der Klinik, in der ihr Frühchen liebevoll betreut worden war. Hier untersuchen dann ein Arzt und eine Krankengymnastin meist im Abstand von acht bis zehn Wochen das Baby. Außerdem freuen sich die Schwestern der Frühchenstation immer, die Fortschritte des Babys auch noch aus der Ferne mitzubekommen.

Für die ärztlichen Untersuchungen eines Frühgeborenen nach der Entlassung gibt es keine streng festgesetzten Zeiten. Die ersten Basisuntersuchungen wurden bereits auf der Frühgeborenenstation gemacht. Die Termine stehen im gelben Vorsorgeheft, das die Eltern bekommen haben. Der Kinderarzt wird es in den folgenden Jahren bis zur Einschulung des Kindes weiterführen und aufschreiben, wie es sich entwickelt. Er sagt ihnen auch, wann sie es ihm wieder vorstellen sollen.

Er untersucht dabei seine Primitivreflexe, die sich im Laufe der kommenden Monate langsam verändern werden. Er prüft die grobe und feine Motorik, die Sprache und das Verstehen sowie das soziale Verhalten des Babys. Unter grober Motorik versteht man die Bewegungen, die das Baby allmählich lernt, wenn es vom Liegen über das Sitzen und Stehen zum Laufen kommt. Als feine Motorik bezeichnet man die Muskelbewegungen, die es lernt, wenn es seine Hände gebrauchen, spielen und «arbeiten» will. Am sozialen Verhalten sieht der Kinderarzt, wie das Baby auf seine Umgebung reagiert. Er bespricht mit der Mutter, ob es behandelt werden muß. Er entscheidet, ob es vielleicht durch eine leichte Säuglingsgymnastik gefördert werden sollte. Er sieht, ob ein krankhafter Befund vorliegt, der eine krankengymnastische Behandlung erforderlich macht, die dann von einer speziell ausgebildeten Krankengymnastin durchgeführt wird – in enger Zusammenarbeit mit dem Kinderarzt.

Ist mein Baby normal?

Eine der brennendsten Fragen, die Eltern von Frühgeborenen den Ärzten und Schwestern während der Zeit auf der Frühgeborenenstation immer wieder stellen und die sie auch in der Zeit danach immer wieder quält, lautet: «Wird mein Kind normal?» Oder: «Behält mein Kind irgendeine Behinderung zurück?» Will man diese Fragen als Arzt ehrlich beantworten, so muß man sagen: «Ich weiß es nicht!» Um solch eine Prognose stellen zu können, genügt es im allgemeinen nicht, nur die Reife und das Gewicht bei der Geburt anzusehen. Die Erlebnisse und Ereignisse, die im Mutterleib auf das Baby einwirkten, gehören ebenso dazu wie das Geschehen nach der Geburt und in den folgenden Monaten. Dazu gehören die Krankheiten, die das Baby durchgemacht hat, genauso wie die Liebe und Förderung, die es von seiner Umgebung erfahren hat. Dazu gehören auch die Folgen der Medizin mit ihren Medikamenten, verschiedenen Behandlungsmethoden und ihren Komplikationen.

Nimmt man alle diese Faktoren zusammen, so sieht man, daß jedes Baby seine eigene Geschichte, seine eigenen Chancen und Risiken hat. Prozentuale Zahlen können keiner dieser einzelnen kleinen Persönlichkeiten gerecht werden. Außerdem sind die untersuchten Gruppen gerade bei sehr kleinen Frühgeborenen unter 1000 oder 800 Gramm noch relativ klein und Fehlerquoten möglich. Am besten läßt sich die Frage «Was wird aus meinem Baby?» dadurch beantwortet, daß man regelmäßig die notwendigen Untersuchungen wahrnimmt, damit man sich anhand der fortlaufenden Entwicklung zusammen mit dem Kinderarzt ein Bild machen kann.

Je länger sich Ihr Frühgeborenes im ersten und zweiten Lebensjahr normal entwickelt, um so größer wird die Chance, daß es vollkommen gesund wird und wie ein ehemals reifes Kind heranwächst.

Gehen Sie also regelmäßig zum Kinderarzt; er untersucht Ihr Kind und sieht seine Fortschritte. Dabei werden Sie jedoch immer wieder beobachten, daß Ihr Baby Entwicklungsschritte, die es zu Hause schon längst macht, einfach «vergessen» hat. Dies sollte Sie nicht beunruhigen. Sie sehen Ihr Baby tagaus, tagein – Tag und Nacht. Sie wissen und sehen, was es schon alles kann. Beim Kinderarzt sind Sie dagegen nur einige Minuten, vielleicht eine halbe Stunde zur Untersuchung. Da kann es schon vorkommen, daß Ihr Baby einfach «keine Lust hat», eine bestimmte Übung zu machen.

Gehen Sie regelmäßig mit Ihrem Kind zu den empfohlenen Augenuntersuchungen. Frühgeborene haben ein höheres Risiko für Sehstörungen. Außerdem müssen die Veränderungen bei einer Retinopathie (siehe *Retina*) kontrolliert werden. Gehen Sie gegen Ende des ersten Lebensjahres und danach mit Ihrem Frühgeborenen noch mehrmals zu einer Hörprüfung. Viele Kinder bekamen auf der Intensivstation Medikamente, die das Gehör schädigen können.

Auf folgende Beobachtungen sollten Sie Ihren Kinderarzt aufmerksam machen, damit er gezielt nachsieht:

* Das Baby macht sich immer wieder steif, wirft seinen Kopf in den Nacken.
* Das Baby ist sehr schlaff und bewegt sich kaum.
* Das Baby ist schon 7 Monate alt und greift nicht nach einem Baustein. Es gibt sein Spielzeug nicht von einer in die andere Hand.

* Das Baby ist schon 9 Monate alt und berührt seine Knie noch nicht mit den Händen. Es vernachlässigt beim Strampeln ein Bein.
* Das Baby ist schon 12 Monate alt und kann immer noch nicht sitzen.

Ihr Kinderarzt wird diese Beobachtungen überprüfen und beurteilen, ob zusätzliche Untersuchungen notwendig sind. Er wird entscheiden, ob Ihr Kind nur gefördert werden muß oder ob es eine krankengymnastische Behandlung benötigt.

Diese Behandlung wird dann von einer erfahrenen Krankengymnastin vorgenommen. Dies geschieht immer in Rücksprache und Überprüfung mit dem Kinderarzt. Die Krankengymnastin erklärt Ihnen, welche Methode bei Ihrem Baby angewandt werden soll, da es verschiedene Möglichkeiten gibt.

Am bekanntesten sind die Methoden von Bobath und Voijta. Bestimmte Übungen wird die Gymnastin der Mutter zeigen, und diese muß sie dann mit ihrem Baby regelmäßig zu Hause üben. Selbstverständlich wird auch der Vater in diese Behandlung und Übungen mit einbezogen.

Wie lange braucht ein Baby Krankengymnastik? Das hängt ganz vom Befund ab, der behandelt werden muß. Da bei den meisten Frühgeborenen Auffälligkeiten in ihrer Entwicklung nur vorübergehend sind, kann die Behandlung häufig nach einigen Wochen oder Monaten beendet werden. Bei vielen Frühgeborenen liegen sogenannte Durchgangssyndrome vor, sie verschwinden meist noch vor dem ersten Geburtstag. Das heißt, diese Kinder haben bei den Untersuchungen ihrer *neurologischen Entwicklung* vorübergehend Befunde, die von der Norm abweichen, die aber entweder von allein oder durch vorübergehende krankengymnastische Förderung wieder verschwinden.

Begreiflicherweise verliert manches Kind allmählich den «Spaß und die Lust» an dieser Art von Gymnastik. Wenn es dabei gute Fortschritte gemacht hat und keine besondere Auffälligkeit mehr vorliegt, wird sie abgesetzt. Häufig machen die Mütter aber auch mit ihren Babys weiter eine mehr spielerische Gymnastik in einer Mutter-Kind-Gruppe: Dies ist dann keine Behandlung mehr, aber es fördert die Bewegungsfreude des Kindes. Und gleichzeitig bekommt es in spielerischer Weise zusammen mit der Mutter den Kontakt zu anderen Kindern.

Ist ein Baby, das Krankengymnastik bekommt, krank? Bei weitem nicht! Immer wieder müssen verängstigte Mütter diesen Unsinn von Verwandten, Bekannten und Nachbarn hören. Die Behandlung heißt zwar «Kranken»-Gymnastik, aber nur ein sehr kleiner Teil der Babys, die von einer Krankengymnastin betreut werden müssen, sind krank. Wie oben gesagt, ist bei vielen kleinen Frühgeborenen eine solche Behandlung als Förderung nötig. Sie entwickeln sich dann ganz normal, vielleicht ein wenig langsamer als manches Neunmonatskind. Aber sie müssen ja erst einmal den Reifevorsprung dieser Babys aufholen, und außerdem waren viele von ihnen auf der Frühgeborenenstation schwer krank.

Trotz alledem gibt es auch Kinder, die diesen Vorsprung der anderen, der Neunmonatsbabys, in der Entwicklung nicht aufholen können. Kinder, die sich trotz intensiver Krankengymnastik nicht normal entwickeln, die behindert groß werden und eine zerebrale Bewegungsstörung oder Krampfanfälle haben. Kinder, die vielleicht als Frühgeborene eine schwere Hirnblutung, Sauerstoffmangel oder eine Hirnhautentzündung hatten. Kinder, die vielleicht durch Medikamente in ihrem Gehör geschädigt wurden oder aber durch eine Erkrankung ihrer Netzhaut schwer sehbehindert sind.

Manche Frühgeborene müssen auch wie Erwachsene nach einem schweren Unfall erst langsam über eine intensive Förderung und Rehabilitation an ein normales, altersentsprechendes Leben herangeführt werden. Das Schicksal dieser Eltern und ihrer Kinder ist dann unsagbar schwer und für viele Gesunde nicht nachzuempfinden. Unsere Gesellschaft ist noch sehr weit davon entfernt, solchen Menschen die bestmögliche Hilfe und vor allem Menschlichkeit zu geben. In einer technisierten Welt, in der nur der funktionierende und produzierende Mensch Anerkennung findet, ist es für den einzelnen ein schweres Schicksal, behindert zu sein. Deshalb ist es für uns alle und alle, die das Glück hatten, gesund zu werden, eine ständige Verpflichtung, diesen Menschen zu helfen.

Adaptation. Das ist die Anpassung des kindlichen Organismus an das Leben außerhalb des Mutterleibes, die Einstellung auf ein Leben ohne die mütterliche Versorgungsstation, die *Plazenta*. Intrauterin, das heißt im Mutterleib, ist die Lunge weitgehend aus dem Kreislauf des Kindes ausgeschaltet. Durch eine Gefäßverengung herrscht ein größerer Druck in der Lunge. Es fließt kaum Blut durch sie. Der Großteil des Blutes aus den Lungenarterien fließt über den *Ductus arteriosus* an den Lungen vorbei in die *Aorta*. Im Rahmen der Anpassung öffnet sich der Lungenkreislauf, und der Ductus arteriosus verschließt sich langsam. Die Lungen des Babys werden jetzt genauso wie beim Erwachsenen durchblutet.

Ein weiterer Schritt der Anpassung ist die Umstellung des Körpers auf die eigene Energieversorgung. Das Neugeborene muß seinen ganzen Stoffwechsel jetzt selbst steuern. Es muß seine Körpertemperatur aufrechterhalten. Es muß selbst atmen und seinen Sauerstoff aus der Luft über die Lungen ins Blut aufnehmen. Es muß selbst leben.

Adaptationsstörungen. Dies sind alle Störungen in der Anpassung an das Leben außerhalb des Mutterleibes. Häufig findet diese Adaptationsstörung ihren Ausdruck in *Hypoglykämie, Hypothermie, Apnoen* und Spucken oder Erbrechen.

Alkalose. Verschiebung der *Blutgasanalyse* aus dem normalen natürlichen Bereich heraus. Ausdruck einer Alkalose ist ein Ansteigen des pH-Wertes über 7,41, das heißt, der *pH* wird alkalisch. Eine Alkalose kann metabolisch (durch Stoffwechselveränderungen) oder respiratorisch (durch Veränderungen in der Atmung oder der künstlichen Beatmung) sein. Eine metabolische Alkalose geht einher mit dem Verlust von sauren Bestandteilen oder Salzen im Blut. Beim Magenpförtnerkrampf *(Pylorospasmus)* verliert das Baby zum Beispiel durch das Erbrechen viel Chlor, und sein Blut wird dadurch alkalisch. Dies wird dann als metabolische Alkalose bezeichnet.

Atmet der Mensch zu schnell, hechelnd, oder wird er zu schnell durch eine Maschine beatmet, so gibt er zuviel Kohlendioxid über die ausgeatmete Luft ab. Sein Blut wird ebenfalls alkalisch; dies nennt man jetzt respiratorische Alkalose.

Alveolen. Dies sind kleine Bläschen, die wie Knospen am Ende von kleinen Zweigen sitzen. Es gibt Alveolen in den Lungen. Das sind die Lungenbläschen, die bäumchenartig am Ende der kleinen Bronchien und ihrer Aufzweigungen sitzen. Sie müssen sich kurz nach der Geburt beim ersten Schrei wie Luftballons beim Aufblasen entfalten. Bei der Ausatmung dürfen sie anschließend nicht mehr zusammenfallen (kollabieren). In diesen Alveolen wird der Sauerstoff aus der Atemluft ins Blut aufgenommen und das Kohlendioxid aus dem Blut abgegeben.

In der Brustdrüse gibt es ebenfalls Alveolen, die Milchbläschen. Sie sitzen zu Läppchen zusammengedrängt am Anfang der Milchgänge. In diesen Alveolen wird die Muttermilch gebildet und dann über die Milchgänge abtransportiert.

Aminoglykoside. So nennt man eine für die Intensivmedizin wichtige Gruppe von *Antibiotika.* Sie werden nicht im Darm aufgenommen (resorbiert) und müssen im allgemeinen *intramuskulär*, manchmal auch *intravenös* über eine Infusion verabreicht werden. Als Nebenwirkungen können Schädigungen der Niere und des Gehörs auftreten.

Aminosäuren. Das sind die Bausteine für den Aufbau des körpereigenen Eiweißes. Es gibt essentielle Aminosäuren, ohne sie kann der Organismus nicht bestehen, er kann sie nicht selbst bilden. Diese essentiellen Aminosäuren müssen immer ausreichend mit der Nahrung zugeführt werden, sonst treten schwere Stoffwechselstörungen auf. Die nicht essentiellen Aminosäuren kann der Körper selbst aus anderen organischen Bausteinen bilden.

Da bei Frühgeborenen durch die Unreife der Leber noch viele Stoffwechselvorgänge unvollständig ablaufen, spielt die richtige Zufuhr von Aminosäuren für das Wachsen und Reifen eine ganz wichtige Rolle in der Ernährung.

Amnioninfektionssyndrom. So bezeichnet man die Infektion des Amnion und der Amnionhöhle sowie der *Plazenta* (Mutterkuchen). Das Amnion sind die das Baby höhlenartig umgebenden Eihäute. Die Amnionhöhle ist mit dem Fruchtwasser gefüllt. Das Fruchtwasser, die Eihäute und die Plazenta sind in der Regel frei von Keimen (steril). Platzt die Fruchtblase vorzeitig, so wandern innerhalb weniger Stunden Keime *(Bakterien)*, die sich natürlicherweise in der Scheide *(Vagina)* der Mutter befinden, nach oben. Diese Keime können in den Eihäuten und der Plazenta eine Infektion verursachen, die als Amnioninfektionssyndrom bezeichnet wird. Es greift im allgemeinen auf das noch ungeborene Kind über und kann es bereits im Mutterleib schwer krank machen. Das Baby kommt dann mit einer angeborenen Infektion zur Welt.

Zeichen dieses Amnioninfektionssyndroms sind bei der Mutter Schmerzen im Unterleib und Fieber. Das Kind fällt auf durch zu schnellen Herzschlag bereits im Mutterleib (fetale *Tachykardie*) und durch Veränderungen am Wehenschreiber (pathologisches *CTG*). Kommt es zur Geburt, so riechen solche Babys häufig übel, manchmal stinken sie regelrecht. Sie sind meist ziemlich krank und haben eine angeborene Lungenentzündung durch infiziertes Fruchtwasser, das in die Lunge gelangt war. Manchmal entwickeln sie auch eine *Sepsis*, das ist eine Blutvergiftung mit Keimen.

Alle Kinder, deren Blasensprung länger als 24 Stunden zurückliegt, sind sehr gefährdet für ein Amnioninfektionssyndrom.

Anämie. So nennt man eine Blutarmut. Es gibt verschiedene Formen von Blutarmut beim Frühgeborenen. Zum einen die Anämie durch Blutverlust oder Blutung. Löst sich zum Beispiel die *Plazenta* vorzeitig, zu früh, von der Gebärmutterwand oder reißt die Nabelschnur unter der Geburt, so tritt eine Blutung auf. Das Baby bekommt eine akute Anämie, die oft mit den Zeichen des Schocks einhergeht und nur durch schnelle Zufuhr von Blut, Blutersatzstoffen oder Plasma behoben werden kann.

Die andere Form der Anämie verläuft langsamer. Die roten Blutkörperchen, die *Erythrozyten*, haben nur eine Lebensdauer von etwa 90 Tagen. Sie altern also ständig, zerfallen und müssen durch neue ersetzt werden. Dieses Ersetzen geschieht durch die Neubildung im blutbildenden Knochenmark. Im Mutterleib können auch andere Organe diese Aufgabe erfüllen. Da Frühgeborene in ihren Organen noch unreif sind, kommt ihr Knochenmark mit der Neuproduktion nicht nach. Sie werden innerhalb von wenigen Wochen langsam anämisch und müssen deshalb vorübergehend durch kleine Mengen von Bluttransfusionen «aufgepäppelt» werden. Eine weitere Ursache für die langsame Blutarmut von Frühgeborenen auf der Intensivstation sind die ständigen kleinen Blutabnahmen für Untersuchungen. Hierdurch entsteht langsam ebenfalls eine Anämie. Diese bezeichnet man als *iatrogen*, durch medizinische Maßnahmen verursacht.

Antibiotika. Sie sind im Gegensatz zu den Chemotherapeutika Stoffwechselprodukte verschiedener Organismen. Zum Beispiel das *Penicillin* als Produkt von besonderen Pilzen. Antibiotika haben die Eigenschaft, auf das Wachstum von *Bakterien* entweder hemmend zu wirken oder sie durch Eingriff in ihren Stoffwechsel zu zerstören. Antibiotika können gegen Bakterien, Pilze und gegen Einzeller wirken. Sie werden zur Bekämpfung von Infektionen benutzt und wirken in der Regel nicht gegen Infektionen durch *Viren*.

Antikonvulsiva. Das sind Medikamente, die Krampfanfälle auflösen oder verhindern. Sie haben häufig auch eine schläfrig machende Wirkung. Beim Früh- und Neugeborenen kommen besonders die Barbitursäure und das Phenytoin zur Anwendung.

Anurie. Darunter versteht man das Aufhören oder fast völlige Erliegen der Urinproduktion durch die Niere. Dieses Nierenversagen kann vorübergehend sein (reversibel) oder endgültig (irreversibel). Produziert ein Baby weniger als 1 ml Urin pro Kilogramm Körpergewicht pro Stunde, so spricht man von einer Anurie. Die Ursachen für diese Erkrankung können eine schwere Infektion sein, durch einen langanhaltenden Schock ausgelöst werden oder auch auf die Nebenwirkungen bestimmter Medikamente zurückzuführen sein.

Aorta. Das ist die große Körperschlagader. Sie entspringt aus der linken Herzkammer und verteilt über ihre Äste, die Arterien, das mit Sauerstoff angereicherte Blut überall im Körper.

Apgar. Das Apgar-Schema ist ein von Frau Dr. Virginia Apgar entworfener Test aus fünf verschiedenen Untersuchungskriterien zur Beurteilung eines Neugeborenen. Die Kriterien sind Atmung, Herzschlag, *Muskeltonus*, Hautfarbe und Absaugereflex. Die Untersuchungen werden nach einer Minute, fünf Minuten und zehn Minuten durchgeführt und im gelben Vorsorgeheft dokumentiert.

Apnoe. Eine Apnoe ist eine Atempause, eine Unterbrechung der regelmäßigen Atmung. Sie kann auftreten nach einer Phase der verstärkten oder der abgeflachten Atmung und bis zum völligen Atemstillstand gehen. Apnoen können ihre Ursache in der Unreife des Atemzentrums haben. Aber auch *Hypothermie, Hypoxie* und schwere Infektionen können auslösende Ursachen sein. Treten Apnoen gehäuft auf, müssen sie unter Umständen durch vorübergehende Beatmung verhindert werden. Zur medikamentösen Behandlung der Atempausen wird *Theophyllin* benutzt.

Asphyxie. Darunter versteht man den fortschreitenden Erstickungszustand des Neugeborenen. Die Asphyxie kann bereits im Mutterleib auftreten und heißt dann intrauterine Asphyxie. Sie geht in der Regel einher mit einem Sauerstoffmangel und einem Kohlendioxidanstieg im Blut. Als Folge davon kommt es zur zunehmenden respiratorischen *Azidose*. Je nach dem Schweregrad und Aussehen des Kindes unterscheidet man eine weiße und eine blaue Asphyxie. Heute wird statt dessen besser der Ausdruck schwere oder leichte *Depression* benutzt.

Aspiration. So bezeichnet man das Einatmen von flüssigen oder festen Stoffen in die Lunge. Beim Neugeborenen gibt es die Aspiration von *Mekonium*, wenn der noch im Mutterleib abgesetzte erste Stuhl des Babys in die Lunge gesaugt wird. Beim Säugling kann es zur Aspiration von Milch und dann zur Aspirationspneumonie (siehe *Pneumonie*) kommen.

Atelektase. Eine Atelektase ist ein begrenzter Bezirk der Lunge, in dem die *Alveolen* nicht entfaltet oder kollabiert sind. Dieser Bereich ist dann von der Atmung ausgeschlossen. Atelektasen können angeboren sein oder durch zähen Schleim oder *Aspiration* verursacht werden. Sie treten außerdem auf als Komplikation bei der maschinellen *Beatmung*. Ihre Öffnung wird erreicht durch gezieltes Absaugen von Schleim, durch Vibrationsmassage des Brustkorbs *(Thorax)* und durch eine bestimmte Lagerung des Babys, die sich nach dem Sitz der Atelektase richtet.

Atemnotsyndrom. Das Atemnotsyndrom war ursprünglich nur beim Neugeborenen bekannt und bezeichnete alle Zustände von Atemnot mit *Dyspnoe, Tachypnoe* und drohendem Sauerstoffmangel. Häufig wird der Begriff gleichzeitig benutzt für das hyaline Membransyndrom. Eine andere Bezeichnung dafür ist das Respiratory-distress-

Syndrome (abgekürzt RDS). Weitere Erklärungen siehe unter *Membransyndrom.*

Azidose. Das ist eine Verschiebung der *Blutgase* aus dem normalen, natürlichen Bereich heraus. Ausdruck der Azidose ist ein Absinken des pH-Werts unter 7,38; das heißt, der *pH* wird sauer. Eine Azidose kann metabolisch (durch Stoffwechselveränderungen) oder respiratorisch (durch mangelnde Atmung) sein.

Die metabolische Azidose kann bei schweren Hungerzuständen, bei der Zuckerkrankheit (Diabetes mellitus) und im Nierenversagen auftreten. Zur Behandlung einer solchen Azidose benutzt man eine puffernde Lösung, Natriumbikarbonat. Eine respiratorische Azidose mit Absinken des pH-Werts und Ansteigen des Kohlendioxids im Blut wird verursacht durch Atemstörungen und Sauerstoffmangel.

Bakterien. Sie sind Lebewesen, die nur aus einer Zelle bestehen und unterschiedliche Formen haben. Bakterien vermehren sich durch Teilung ihrer Zellen sehr schnell. Man unterscheidet zum Beispiel kugelförmige und stäbchenartige Bakterien. Außerdem lassen sich die vielen verschiedenen Arten entsprechend ihrer Anfärbbarkeit und Anzüchtbarkeit in Nährlösungen unterscheiden. Es gibt Bakterien, mit denen wir Menschen in unserem Organismus friedlich zusammenleben und die uns nicht oder nur unter bestimmten Umständen krank machen.

Daneben gibt es viele Bakterien, die in unseren Körper eindringen und dort schwere Infektionen hervorrufen.

Bei Frühgeborenen können diese Bakterien sehr leicht über die noch dünne Haut, über Einstichstellen nach Blutentnahmen und über die Schleimhaut des Rachens in den Körper gelangen. Ganz besonders gefährlich für Frühgeborene sind Bakterien, die durch die Krankenhausumgebung unempfindlich gegen *Antibiotika* geworden sind. Diese Bakterien nennt man auch Hospitalkeime.

Beatmung. Unterstützung oder vollständige Übernahme der Atemfunktion durch eine Maschine, ein Beatmungsgerät. Neben der Beatmung durch eine Kunststoffmaske mit einem Beatmungsbeutel, der mit der Hand bedient wird, gibt es die Beatmung mit einem Beatmungsgerät. Diese Maschine bläst durch einen weichen Kunststoffschlauch, der in der Luftröhre liegt (Endotrachealtubus), vorgewärmte, befeuchtete Luft mit zusätzlichem Sauerstoff in die Lunge. Dieses geschieht mit einer vom Arzt gewählten Geschwindigkeit, mit einem bestimmten

Rhythmus und einer bestimmten Stärke. Man nennt dies die Beatmungsfrequenz, das Beatmungsvolumen und den Beatmungsdruck. Diese Werte werden entsprechend der *Blutgasanalyse* an der Beatmungsmaschine eingestellt. Es gibt verschiedene Beatmungsmethoden, zum Beispiel mit niedriger oder hoher Frequenz, seit neuestem auch mit Frequenzen weit über 100 pro Minute.

Bilirubin. Dies ist das Abbauprodukt des roten Blutfarbstoffs *(Hämoglobin)* aus den zerfallenden alten oder zerstörten roten Blutkörperchen *(Erythrozyten)*. Das Bilirubin hat eine gelbliche Farbe und ist wasserunlöslich (direktes Bilirubin). Es wird im Körper an einen Eiweißstoff gebunden transportiert (indirektes Bilirubin). Bei seiner Anhäufung in der Haut oder in den inneren Organen verursacht es eine Gelbfärbung. In der Leber wird das wasserunlösliche Bilirubin an eine organische Säure, die Glukuronsäure, gebunden und dadurch für die Niere über den Urin und Stuhl ausscheidbar. Das *Enzym*, das die Bindung an die Glukuronsäure fördert, ist die *Glukuronyltransferase*. Sie ist beim Frühgeborenen und auch beim Neugeborenen noch nicht ausreichend vorhanden. Deshalb kommt es bei diesen Babys vorübergehend zur Gelbsucht *(Hyperbilirubinämie)*, die nicht ansteckend ist.

Blasenpunktion. Bei der Suche nach der Lokalisation einer Infektion wird auch der Urin untersucht. Um eine äußere Verunreinigung von einer Infektion unterscheiden zu können, muß der Urin hierfür unter sterilen Bedingungen gewonnen werden. Deshalb wird die Harnblase in gefülltem Zustand durch die Bauchdecke hindurch mit einer dünnen Kanüle punktiert; der so gewonnene Urin wird zur bakteriologischen Untersuchung mit einer Spritze abgezogen.

Blutaustauschtransfusion. Dies ist eine Behandlungsmethode für schwerkranke Neugeborene und Frühgeborene. Über einen dünnen Plastikschlauch *(Katheter)* in der *Nabelvene* oder einer *Nabelarterie* wird dem Baby mit einer sterilen Spritze langsam eine kleine Menge Blut entnommen und sofort danach durch die gleiche Menge Frischblut von einem Blutspender ersetzt. Dem Blutspender wurden vorher etwa 400 bis 500 ml Blut entnommen und vorübergehend ungerinnbar gemacht. Durch dieses rhythmische Abziehen kindlichen Blutes und Hineingeben des Spenderblutes wird in drei bis vier Stunden die gesamte Blutmenge des Babys etwa dreimal ausgetauscht.

Eine solche Blutaustauschtransfusion kann erforderlich werden, wenn bei einem Baby eine schwere *Blutgruppenunverträglichkeit* vorliegt. Eine andere Indikation für den Blutaustausch ist die schwere, durch *Antibiotika* allein nicht beherrschbare Infektion des Frühgeborenen, die *Sepsis*. Hierbei werden dem kranken Kind wichtige Abwehrstoffe und *Bakterien* tötende Zellen eines Erwachsenen übertragen. Gleichzeitig werden aus dem Baby Giftstoffe und Bakterien ausgeschwemmt.

Blutbild. Das ist eine Laboruntersuchung, bei der die Zellen im Blut untersucht werden. Es wird dabei bestimmt, wie viele rote Blutkörperchen *(Erythrozyten)*, wie viele weiße Blutkörperchen *(Leukozyten)* und wie viele Blutplättchen *(Thrombozyten)* vorhanden und wie sie beschaffen sind. Mit den Erythrozyten wird gleichzeitig der rote Blutfarbstoff *(Hämoglobin)* bestimmt.

Bei den Leukozyten wird im Differentialblutbild nachgesehen, wie das Aussehen dieser Zellen ist. Daraus läßt sich erkennen, ob es sich um alte, reife oder junge, unreife Zellen handelt. Unreife weiße Blutkörperchen tauchen bei Infektionen in großer Zahl im Blut auf. Dies wird als Linksverschiebung bezeichnet.

Blutgasanalyse. Das ist eine Untersuchung des Blutes, in der Regel aus einer Arterie. An ihr kann der Arzt sehen, wieviel Sauerstoff aus der Lunge ins Blut aufgenommen und wieviel Kohlendioxid abgegeben wurde. Diese beiden Werte sind wichtig, um zu entscheiden, ob ein Baby zusätzlich Sauerstoff braucht oder ob es beatmet werden muß. Daneben wird bei der Blutgasanalyse der *pH*-Wert gemessen, darunter versteht man die aktuelle Menge Wasserstoffionen, die in einer Lösung vorhanden sind.

Durch den aktuellen pH-Wert kann man sehen, ob eine *Azidose* oder *Alkalose* im Blut vorhanden ist. Außerdem wird die Menge der im Blut befindlichen Puffersubstanzen errechnet. Aus all diesen Werten kann der Arzt dann erkennen, ob die Azidose oder Alkalose respiratorisch (durch die Atmung) oder metabolisch (durch den Stoffwechsel) bedingt ist.

Blutgruppenunverträglichkeit. Sie kann auftreten, wenn die Blutgruppen von Mutter und Kind nicht übereinstimmen. Zum Beispiel, wenn die Mutter die Eigenschaft Rhesus-negativ und das Baby die Eigenschaft Rhesus-positiv hat. Hierbei können am Ende einer Schwangerschaft, bei einer Fehlgeburt oder einer Schwangerschaftsunterbrechung rote Blutkörperchen des Kindes durch den Mutterkuchen in das

Blut der Mutter übertreten. Diese roten Blutkörperchen *(Erythrozyten)* werden vom Körper der Mutter als fremd, als Eindringlinge empfunden: Er bildet gegen sie Abwehrstoffe, Antikörper gegen die Eigenschaft Rhesus-positiv und zerstört sie. Geschieht dies in der ersten Schwangerschaft, passiert diesem Baby nichts. Hat das Baby einer zweiten Schwangerschaft nun wieder Erythrozyten mit der Eigenschaft Rhesus-positiv, so «erinnert» sich der Körper der Mutter jetzt an seine Fähigkeit, Antikörper dagegen zu bilden. Er kann sie jetzt sehr schnell und in großer Menge bilden – er hat ja schon «Übung» darin. Diese Antikörper treten dann durch den Mutterkuchen *(Plazenta)* auf das Kind über und können bereits im Mutterleib zum Zerfall seiner *Erythrozyten* führen. Oder aber die Antikörper kommen erst nach der Geburt zur Wirkung, und das Baby wird schnell gelb (siehe *Hyperbilirubinämie*). Je mehr Schwangerschaften eine Frau mit diesen Eigenschaften hat, um so früher und um so schwerer können die Antikörper beim Kind wirken. Um dies zu verhindern, werden alle Mütter, die Rhesus-negativ sind und ein Rhesus-positives Baby geboren haben, kurz danach gegen diese Antikörperbildung «geimpft». Es wird ihnen ein Serum gespritzt (Anti-D-Serum), das die vom Kind eingedrungenen roten Blutkörperchen mit der Rhesus-positiven Eigenschaft zerstört, bevor der Körper der Mutter sie als Fremdlinge erkennt.

Eine ähnliche, aber meist nicht so schwere Reaktion tritt auf, wenn Mutter und Baby unterschiedliche Blutgruppen haben. Zum Beispiel wenn die Mutter die Blutgruppe 0 und das Kind die Blutgruppe A oder B hat. Auch hier kommt es durch Antikörper zum Zerfall der roten Blutkörperchen, zur Blutarmut und Neugeborenengelbsucht. Allerdings ist hier keine vorbeugende Impfung möglich.

Bradykardie. Dies ist der Zustand, bei dem der Herzschlag des Frühgeborenen unter 100 Schläge pro Minute und tiefer absinkt. In der Regel hat ein Frühgeborenes einen Puls von 120 bis 160 pro Minute. Bradykardien können Folge von *Apnoen* (Atempausen) sein. Daneben sind sie Alarmzeichen bei Infektionen, *Hypothermie*, Blutungen im Gehirn und bei drohendem Sauerstoffmangel.

Bronchialtoilette. Wird ein Kind maschinell beatmet, so kann es den ständig neu gebildeten Schleim nicht abhusten. Dieser Schleim kann sehr zäh werden und zu *Atelektasen* und Verstopfung des *Tubus* (Tubusobturation) führen. Deshalb muß dieser Schleim regelmäßig abgesaugt werden, manchmal stündlich, in der Regel aber alle drei bis vier Stunden. Vor dem Absaugen wird durch den Tubus sterile Spülflüssigkeit in die Bronchien gegeben, um den Schleim löslich zu machen. Diesen Vorgang bezeichnet man als Bronchialtoilette.

Bronchopulmonale Dysplasie (BPD). Man spricht auch von Umbau- oder Beatmungslunge. Durch verschiedene, noch nicht endgültig geklärte Faktoren und Zusammenhänge kommt es während der Beatmung zu Gewebsveränderungen im Bereich der Lungenbläschen *(Alveolen)*. Das Gewebe quillt auf und versteift anschließend durch Einlagern von faserartigem Material. Dadurch wird die Lunge fest, kompakt und verliert ihre Dehnbarkeit. Einzelne Teile der Lunge werden überbläht, andere dicht und verstopfen *(Atelektase)*. Als auslösende Faktoren für eine Umbaulunge gelten ein hoher Sauerstoffgehalt in der Beatmungsluft, der Beatmungsdruck und das Fehlen oder der Verlust des *Surfactant-Faktors*. Durch den hohen Sauerstoffgehalt und einen starken Beatmungsdruck werden die feinen Zellen in der Wand der Lungenbläschen geschädigt und zerstört. Die Folge davon ist ein Verlust des Surfactant-Faktors und dadurch ein Zusammenfallen (Kollabieren) der Lungenbläschen. Dadurch muß jetzt noch mehr Beatmungsdruck und Sauerstoff aufgewandt werden, um einen Sauerstoffmangel im Blut zu verhindern. Ein gefährlicher Kreislauf beginnt, bei dem dann zunehmend das normale Gewebe quillt und durch faserhaltiges «unnützes» Gewebe ersetzt wird. Die Umbaulunge ist entstanden. Durch eine zu große Menge Wasser in der künstlichen Ernährung und durch einen *Ductus arteriosus*, bei dem zuviel Blut in die Lunge gelangt, kann es ebenfalls zu einer bronchopulmonalen Dysplasie kommen.

BSG / Blutkörperchensenkungsgeschwindigkeit. Geschwindigkeit, mit der die roten Blutkörperchen in einer schmalen, senkrecht stehenden Blutsäule zum Boden hin absinken. Sie ist abhängig vom Gehalt und Verhältnis verschiedener Eiweißstoffe im Blut. Die BSG ist in der Regel bei Infektionen beschleunigt und dient als Hilfsmittel, diese zu erkennen. Als Infektionssuche beim Frühgeborenen ist sie aber nicht sehr zuverlässig.

Cephalosporine. Sammelgruppe von *Antibiotika*, die viele der Problemkeime in der Intensivpflege erfassen. Als Nebenwirkungen können eine Schädigung der Niere und selten auch *Allergien* auftreten.

Cerclage. Bei drohender Frühgeburt oder Gebärmutterhalsschwäche (Zervixinsuffizienz) wird durch eine Naht der Zervixkanal verschlossen. *Zervix* ist der Gebärmutterhals.

Chlorid. Chemisches Element, das im Organismus in Salzform vorkommt, zum Beispiel als Natriumchlorid (Kochsalz) oder Kaliumchlorid. Chloride spielen eine Rolle im Wasser- und Säure-Basen-Haushalt des Körpers. Besonders durch Erbrechen, zum Beispiel beim Magenpförtnerkrampf *(Pylorospasmus)*, gehen Chloride verloren und führen zu Mangelzuständen.

CPAP (Continuous positive airway pressure). Form der Atemhilfe, bei der das Baby selbst ausreichend atmen muß. Das Beatmungsgerät bläst mit einem bestimmten Druck (in der Regel 5 Zentimeter Wassersäule) fortlaufend (kontinuierlich) ein Sauerstoff-Luft-Gemisch über den Beatmungsschlauch *(Tubus)* in die Luftröhre und Lunge. Dadurch wird verhindert, daß die Lungenbläschen *(Alveolen)* am Ende der Ausatmung wieder in sich zusammenfallen. Gleichzeitig wird verhindert, daß Teile der Lunge sich verschließen, das heißt, daß es zur Bildung von *Atelektasen* kommt.

CRP (C-reaktives Protein). Ein Eiweißstoff, der vom menschlichen Körper in der akuten Phase einer Infektion gebildet wird. Durch erhöhte Werte können so eine Infektion und ihr Verlauf erkannt werden. Das Frühgeborene kann dieses Eiweiß ab der 28. Schwangerschaftswoche selbst bilden. Da es nicht durch den Mutterkuchen *(Plazenta)* gehen kann, ist es bei einer Erhöhung vom Kind selbst gebildet. Dadurch läßt sich erkennen, daß das Baby selbst die Infektion durchmacht. Ein erhöhtes CRP ist ein wichtiger Hinweis für ein *Amnioninfektionssyndrom* beim Neugeborenen. Der Verlauf und das Abfallen des Werts geben Aufschluß über den Erfolg der Behandlung und die Ausheilung der Infektion. Das CRP steigt in der Regel nur bei Infektionen durch *Bakterien* an, nicht bei einer Infektion durch *Viren*. Manchmal versagt die Methode, da die sehr kleinen Frühgeborenen zu unreif sind.

CTG (Cardiotokogramm – Cardiotokographie). Die Cardiotokographie ist ein Verfahren, das die kindliche Herzfrequenz und die mütterliche Wehentätigkeit fortlaufend aufzeichnet. Durch Veränderung in ihrem Verlauf können frühzeitig bedrohliche Zustände erkannt werden. Die Cardiotokographie wird häufig mit dem *Ultraschall* gekoppelt.

Depression. Dieser Ausdruck beschreibt den Zustand eines Neugeborenen. Er wird häufig statt des Begriffs weiße oder blaue *Asphyxie* benutzt. Eine mäßige Depression liegt bei einem *Apgar*-Wert zwischen 4 und 6 vor. Der Herzschlag des Kindes liegt bei 80 bis 120, die Atmung ist unregelmäßig. Bei einer schweren Depression beträgt der Apgar-Wert nur 0 bis 3, der Herzschlag liegt unter 80 pro Minute, und das Baby atmet schnappend oder überhaupt nicht.

Desinfektion. Unter Desinfektion versteht man das Abtöten von *Bakterien* und *Viren*, Pilzen und anderen einzelligen Lebewesen. Gegenstände und Instrumente werden steril gemacht. Ferner können Kleider und Räume desinfiziert werden. Auf einer Intensivstation spielt die Desinfektion eine sehr große Rolle, denn den schwerkranken Frühgeborenen können die im Krankenhaus vorhandenen Keime sehr schaden. Hier muß vor allem der Brutkasten regelmäßig desinfiziert werden und die Hände und Unterarme der Schwestern, Ärzte und Eltern müssen vor jeder Berührung des Frühgeborenen mit Desinfektionsmitteln eingerieben werden. Die ständige Anwendung dieser Desinfektionsmittel ist nicht unproblematisch. Denn nach dem heutigen Stand der Wissenschaft sind in einigen der Lösungen Substanzen mit erheblichen Nebenwirkungen bei der Anwendung über lange Zeit (zum Beispiel Formaldehyd). Trotz all dieser Vorbehalte sind Desinfektionsmittel unerläßlich. Es ist deshalb dringend erforderlich, für den Menschen vollkommen ungefährliche Desinfektionsmittel zu finden und anzuwenden.

Dezeleration. Veränderungen in der Herzschlagfolge des noch nicht geborenen Kindes, die am Wehenschreiber erkennbar sind. Kommt es im Verlauf einer Wehe oder kurz danach zu länger anhaltender Erniedrigung des kindlichen Herzschlags, so spricht man von Dezelerationen. Je nach ihrem Schweregrad sind sie für den Frauenarzt Alarmzeichen, die Geburt einzuleiten oder schneller zu beenden. Solche Dezelerationen können zum Beispiel auftreten, wenn sich das Baby durch eine Nabelschnurumschlingung um den Hals langsam selbst zu erdrosseln droht.

Digoxin. Eine Substanz, die bei schweren Erkrankungen das Herz des Neugeborenen stärken soll. Digoxin wird angewandt bei allen Erkrankungen, die durch Überlastung zum Versagen des Herzens führen können, besonders bei der Herzschwäche (Herzinsuffizienz).

Dilatation. Die Erweiterung von Gefäßen und Hohlräumen.

Diuretika. Substanzen, die zu einer vermehrten Produktion von Urin führen. Sie werden eingesetzt, wenn die Leistung der Niere nachläßt und dem Baby ein Nierenversagen droht. Bei der Herzschwäche (Herzinsuffizienz) helfen die Diuretika, das im Gewebe, zum Beispiel in den Beinen, angesammelte Wasser wieder zu entfernen. Sie schwemmen die *Ödeme* aus.

Ductus arteriosus (Ductus Botalli). Ein im intrauterinen Leben notwendiges, im Leben außerhalb des Mutterleibs störendes Blutgefäß. Im intrauterinen Leben ist die Lunge zum größten Teil von der Durchblutung ausgeschaltet. Sie kann im Mutterleib noch keinen Sauerstoff aufnehmen, sie ist noch überflüssig. Nur etwa 10 bis 15 Prozent des Blutes, die das Herz ständig pumpt, gehen durch die Lungen. Dies wird durch folgende Veränderungen erreicht. Einmal besteht in den Lungenarterien durch Verengung ein hoher Druck (ein hoher pulmonaler Gefäßwiderstand). Zum anderen hat die «Natur» einen kleinen Umweg geschaffen, den Ductus arteriosus. Dies ist ein Gefäß, das zwischen der großen Körperschlagader und den Lungenarterien verläuft. Normalerweise wird sauerstoffarmes Blut aus der rechten Herzkammer durch die Lungenarterien in die Lunge gepumpt, um dort Sauerstoff zu «tanken». Im Mutterleib wird dieses Blut über den Ductus arteriosus weit vor der Lunge umgeleitet und fließt sofort in die große Körperschlagader. Dort mischt es sich mit dem sauerstoffreichen Blut aus der linken Herzkammer. Zur Erinnerung – intrauterin wird der Sauerstoff über den Mutterkuchen *(Plazenta)* aus dem Blut der Mutter aufgenommen.

Mit dem ersten Schrei oder kurz danach verschließt sich dieser Ductus langsam, später ist er nur noch als «Narbe» erkennbar. Jetzt kann das Blut seinen «normalen» Weg fließen: sauerstoffarmes Blut kommt von überall her aus dem Körper in den rechten Vorhof – von dort gelangt es in die rechte Herzkammer und wird über die beiden Lungenarterien in die rechte und linke Lunge gepumpt. Hier nimmt das Blut den Sauerstoff aus der Atemluft in den Alveolen auf und fließt zurück – jetzt in den linken Vorhof und danach in die linke Herzkammer. Von hier aus kann es dann über die große Körperschlagader und ihre vielen Äste überall im Körper verteilt werden. Beim Frühgeborenen und bei Babys, die Sauerstoffmangel haben, kann dieser Ductus arteriosus über lange Zeit offen bleiben. Man spricht dann von einem *persistierenden Ductus arteriosus (PDA)*.

Dünndarmatresie – Dünndarmstenose. Angeborene Verengung (Stenose) oder Verschluß (Atresie) des Dünndarms. Auch als Duodenalatresie oder Duodenalstenose bezeichnet. Fällt häufig schon vor der Geburt durch eine große Menge Fruchtwasser *(Hydramnion)* auf. Bei der Geburt kann sehr viel Fruchtwasser aus dem Magen dieser Babys abgesaugt werden. Eine frühzeitige Operation ist erforderlich, sonst kann das Kind nicht normal ernährt werden.

Dyspnoe. Als Dyspnoe bezeichnet man jede Form der Atemnot. Als Zeichen sind erkennbar: bebende Nasenflügel, verlängerte Ausatmung, angestrengte Einatmung, tiefe Furchen zwischen den Rippen bei der Einatmung, Stöhnen. Die Ursachen für eine Dyspnoe sind sehr verschieden: *Atemnotsyndrom, Aspiration, Pneumonie, Bronchitis.*

Echokardiographie. Verfahren, bei dem mittels *Ultraschall* das Herz in seinem Aufbau und seiner Funktion untersucht werden kann. Die Echokardiographie wird heute vor allem zur Frühdiagnostik von Herzfehlern benutzt. Sie hat in vielen Fällen die Untersuchung durch den Herzkatheter verdrängt. Sie kann den Herzkatheter jedoch bei Fragestellungen nach dem Gehalt an Sauerstoff und dem Druck in bestimmten Anteilen des Herzens nicht ersetzen. Auf der Frühgeborenenstation wird die Echokardiographie sehr viel bei der Überwachung eines noch offenen *Ductus arteriosus* benutzt.

Eisen. Ein für den menschlichen Organismus lebensnotwendiges chemisches Element. Es spielt eine wichtige Rolle bei vielen Enzymen. Etwa 70 Prozent des Eisens im menschlichen Körper werden allerdings gebraucht, um das *Hämoglobin* zu bilden. Hämoglobin ist das Eiweiß in den roten Blutkörperchen, das den Sauerstoff aufnimmt und transportiert. Unter Eisenmangel kann es zum Mangel an Hämoglobin und damit zur *Anämie* kommen. Da das Neugeborene und besonders das Frühgeborene von der Mutter nur begrenzte Eisenreserven mitbekommt, muß es Eisen regelmäßig mit der Nahrung zugeführt bekommen. Bei Frühgeborenen tritt ein Eisenmangel durch Erschöpfen der Reserven in der Regel bereits um den vierten bis sechsten Monat auf. Deshalb bekommen unreife Babys meist ab der vierten Lebenswoche zusätzlich zur Milch Eisen in Form von Tropfen.

Elektroden. Meßsonden oder Fühler, die von außen (von der Haut) oder von innen (aus Gefäßen) Körpervorgänge oder elektrische Körperströme aufnehmen, registrieren und überwachen. Die aufgenommenen Signale werden auf Monitore übertragen, sichtbar oder hörbar gemacht und können gespeichert werden. Es gibt Elektroden für die Überwachung der Temperatur, des Herzschlags, der Atmung, des Sauerstoffs und des Kohlendioxids.

Elektroenzephalogramm (EEG). Ableitung der Gehirnströme von außen. Durch Veränderungen ihres wellenförmigen Verlaufs kann man schwere Schädigungen der Hirnzellen sowie Krampfanfälle erkennen und verschiedene Formen unterscheiden. Es wird zur Überprüfung einer medikamentösen Behandlung bei Krampfanfällen eingesetzt.

Elektrokardiogramm (EKG). So nennt man die Aufzeichnung der elektrischen Vorgänge im Herzmuskel; sie erfolgt über *Elektroden*, die an Armen und Beinen sowie auf dem Brustkorb befestigt werden. Aus dem EKG erkennbar sind: *Rhythmusstörungen, Tachykardie* und *Bradykardie* sowie Veränderungen des Herzens durch Herzfehler oder Mißbildungen. Daneben läßt sich an Veränderungen im EKG sehen, ob das Herz überlastet ist und eine Herzschwäche (Herzinsuffizienz) vorliegt. Durch Zusatzgeräte ist das EKG auch schon beim Baby im Mutterleib ableitbar.

Elektrolyte. Das sind die Bestandteile von Säuren und Laugen, die unter Strom in wäßriger Lösung in Ionen zerfallen. Sie spielen eine wichtige Rolle im Wasser- und Salzhaushalt. Die in der Regel im Blut untersuchten Elektrolyte sind *Natrium, Kalium, Chlor* und *Kalzium*. Sie werden bei der künstlichen Ernährung (*parenterale* Ernährung) ständig zugesetzt. Störungen in ihrem Gleichgewicht können zu schweren Erkrankungen führen.

Endotracheal – endotracheale Intubation. Einlegen eines weichen Kunststoffschlauchs *(Tubus)* in die Luftröhre *(Trachea)* zur künstlichen Beatmung. Diesen Vorgang bezeichnet man als *Intubation*. Über den Endotrachealtubus kann Schleim, Fruchtwasser oder Blut aus der Lunge abgesaugt werden *(Bronchialtoilette)*.

Enterokolitis. Entzündliche Erkrankung des Darms durch *Bakterien* oder *Viren*. Sie geht in der Regel mit Durchfällen einher, die schleimig oder blutig sein können. Beim Frühgeborenen kennt man die Enterokolitis als *nekrotisierende Enterokolitis*.

Entwöhnung. Man versteht darunter das Entwöhnen vom Beatmungsgerät und das Trainieren der Eigenatmung. Das beatmete Baby muß langsam lernen, selbst zu atmen. Nur so kann es vom Beatmungsgerät abkommen, extubiert werden. Die *Extubation* ist das Entfernen des Beatmungsschlauchs aus der Lunge. Je länger die Beatmung dauert, um so schwieriger ist oft die Entwöhnung und um so mehr Geduld erfordert dies von den Eltern, Schwestern und Ärzten.

Entzugssyndrom. Nimmt eine Mutter während der Schwangerschaft regelmäßig Medikamente ein (besonders Beruhigungsmittel, Drogen), raucht sie oder trinkt sie Alkohol, so hat das Baby im Mutterleib an diesen Lastern teilgenommen. Es hat sich ebenso daran gewöhnt wie die Mutter, sein Stoffwechsel hat sich darauf eingestellt. Es braucht genauso wie die Mutter die regelmäßige Zufuhr, den «Stoff». Wird es dann durch die Entbindung von der fortlaufenden Zufuhr des «Giftes» abgeschnitten, so sitzt es auf dem trockenen und reagiert wie ein Erwachsener mit Entzugserscheinungen. Solche Symptome sind Unruhe, Schreien, Zittern und häufig Spucken und Erbrechen. Selbstverständlich haben viele dieser «Gifte», die das Baby intrauterin «genossen» hat, eine schwere Langzeitwirkung. Zum Beispiel ist heute bekannt, daß Alkohol und Nikotin die geistige und körperliche Entwicklung dieser Kinder schwer beeinträchtigen und man ihre Folgen noch im Schulalter erkennen kann.

Enzyme. Das sind Eiweißstoffe, die im Organismus Stoffwechselvorgänge fördern und beschleunigen. Sie sind am Aufbau und Abbau von organischen Substanzen beteiligt. Beim Frühgeborenen sind viele Organe noch nicht ausgereift. Deshalb sind auch die Enzymsysteme dieser Organe noch nicht voll funktionsfähig. Es laufen daher viele Stoffwechselvorgänge verlangsamt ab. Ein Beispiel hierfür ist die Neugeborenengelbsucht *(Hyperbilirubinämie)* durch den Mangel an *Glukuronyltransferase*.

EPH-Gestose. Als Gestosen bezeichnet man durch die Schwangerschaft verursachte Krankheitszustände. Man unterscheidet Frühformen, die etwa bis zur 20. Schwangerschaftswoche auftreten. Ihr häufigstes Symptom ist das Erbrechen. Die Spätform beginnt meistens nach der 30. Woche. Ihre Symptome sind *Ödeme* (E), *Proteinurie* (P) und *Hypertonus* (H). Ödeme sind Wasseransammlungen im Gewebe, besonders in den Beinen. Die werdende Mutter nimmt dabei mehr an Gewicht zu, als vorgesehen. Proteinurie ist die Ausscheidung von Eiweiß im Urin (Albuminurie). Hypertonus ist der erhöhte Blutdruck. Eine Schwangerschaft mit einer EPH-Gestose ist immer eine Risikoschwangerschaft, die in einem Zentrum für Geburtshilfe mit Neugeborenenintensivpflege entbunden werden sollte.

Erythrozyten. So nennt man die roten Blutkörperchen. Sie haben im ausgereiften Zustand eine Lebensdauer von etwa 90 Tagen. Sie enthalten das *Hämoglobin.* Dies ist ein Eiweiß, an das der bei der Atmung in der Lunge aufgenommene Sauerstoff gebunden und im Körper transportiert wird.

Exspiration. So nennt man die Ausatmung. Bei Atemstörungen kann die Ausatmung verlängert oder erschwert sein, es kann zu exspiratorischem Stöhnen und fiependen Geräuschen kommen. Auch ein *Stridor* kann exspiratorisch hörbar sein. Eine erschwerte Ausatmung kommt zum Beispiel beim Asthma bronchiale, beim Pseudokrupp und bei allen Verengungen oder Einengungen der Luftröhre und Bronchien zustande.

Extubation. Bezeichnung für das Entfernen des *Tubus* aus der Luftröhre. Sie ist meist gleichzusetzen mit dem Ende der künstlichen Beatmung. Um nach dem Entfernen des Tubus zu verhindern, daß Nahrung in die Lunge des Babys kommt *(Aspiration)*, wird es meist für einige Stunden, vielleicht auch für einen Tag, künstlich ernährt. Gleichzeitig bekommt es meist vorübergehend Medikamente, die verhindern, daß die Schleimhaut des Kehlkopfes und der Luftröhre anschwillt. Dadurch könnte es zur Atemnot und erneuten *Intubation* kommen.

Fetal distress. Bezeichnung für alle Gefahrenzustände und Notsituationen, die einem Baby kurz vor, während oder kurz nach der Geburt drohen. Vergleichbar mit Risikoschwangerschaft und Risikokind.

Fett. Die Fette sind die chemischen Verbindungen der Fettsäuren. Es gibt gesättigte und ungesättigte Fettsäuren, entsprechend der chemischen Struktur. Daneben gibt es essentielle Fettsäuren, die dem Organismus immer zugeführt werden müssen, da er sie nicht selbst herstellen kann. Fette sind die wichtigsten, gehaltvollsten Energielieferanten in der normalen *(oralen)* und künstlichen *(parenteralen)* Ernährung. Fettsäuren spielen eine große Rolle in organischen Substanzen, die für die Reifung des Gehirns und der Nervenzellen wichtig sind.

Fieber. Beim Neugeborenen gelten Körpertemperaturen über 37,5 Grad Celsius als erhöhte Temperatur. Solche erhöhte Körpertemperatur muß nach etwa spätestens einer Stunde kontrolliert werden. Bei weiterem Ansteigen sollte der Kinderarzt aufgesucht werden. Erhöhte Temperatur kann durch zu hohe Zimmer- oder Außentemperatur zustande kommen. Oder das Baby ist zu warm angezogen. Bekommen sehr kleine Säuglinge und besonders ehemalige Frühgeborene zuwenig zu trinken, so steigt ihre Temperatur ebenfalls. Die häufigste Ursache für Fieber aber ist eine Infektion durch *Bakterien* und *Viren*. Das Fieber hat dabei eine wichtige Funktion in der Überwindung der Entzündung.

FiO_2. Dies bedeutet Sauerstoffkonzentration in der eingeatmeten Luft. Normale Raumluft, wie wir sie alle atmen, hat 21 Prozent FiO_2. Bei Frühgeborenen, die Atemstörungen haben, wird die Luft oft zusätzlich mit Sauerstoff angereichert. Ihr Gehalt an Sauerstoff wird dann als FiO_2 in Prozent, bis zu 100 Prozent (0,21 – 1,0), angegeben.

Flüssigkeitslunge. Jedes Kind im Mutterleib hat seine Lungen, die es noch nicht zum Atmen braucht, mit Flüssigkeit gefüllt. Diese Flüssigkeit stammt aus dem Gewebe der Lunge selbst. Sie wird immer weniger, je näher der Geburtstermin rückt. Bei der normalen Geburt wird der Brustkorb des Babys beim Durchwandern des Geburtskanals stark zusammengedrückt und diese Flüssigkeit aus der Lunge gepreßt. Wird ein Baby durch Kaiserschnitt entbunden, so fehlt dieses Auspressen, und die Flüssigkeit bleibt noch für einige Zeit in der Lunge. Sie muß erst vom Gewebe aufgesogen werden. Einen Teil kann man auch durch Absaugen aus der Lunge entfernen. Ist die Lunge noch nicht reif, kann es auch zu einer Flüssigkeitslunge kommen, da das Aufsaugen behindert ist. Babys mit einer Flüssigkeitslunge haben häufig für einige Tage eine schnellere Atmung (transitorische *Tachypnoe*) oder eine stöhnende Atmung. Ihre Nasenflügel beben und ihr Brustkorb wird bei der Einatmung tief eingezogen. Manchmal brauchen solche Babys auch zusätzlichen Sauerstoff, in seltenen Fällen müssen sie auch beatmet werden.

Follow up. Nachuntersuchungen von Frühgeborenen und Risikokindern und Beobachtung ihrer gesamten Entwicklung. Dabei wird die statomotorische Entwicklung angesehen, das heißt, welche Fortschritte das Baby im Liegen, Drehen, Sitzen, Krabbeln, Stehen und Laufen gemacht hat. Daneben wird überprüft, wie sich spezielle im Säuglingsalter vorhandene Reflexe (Reaktionen) verändern. Ferner wird untersucht, wie sich das Baby in seiner geistigen Entwicklung verändert, wie es seine Umwelt wahrnimmt, wie es darauf reagiert, wie es steht und wie es hört und die ersten Laute hervorbringt.

Durch dieses ständige Überprüfen können die Chancen von Risikokindern besser erkannt werden. Gleichzeitig bieten diese Untersuchungen eine Überprüfung der abgelaufenen Behandlung, ihrer Risiken und Nebenwirkungen. Häufig gehen diese Follow-up-Untersuchungen bis zum zweiten oder vierten Lebensjahr; manchmal bis ins Schulalter.

Fontanelle. Es gibt eine große (vorn gelegen und viereckig) und eine kleine Fontanelle (hinten und dreieckig). Die Fontanellen stellen Knochenlücken dar, in denen die noch nicht fest miteinander verwachsenen Schädelknochen zusammenstoßen. Die große Fontanelle ist die Stelle, durch die im *Ultraschall* (Schädelsonogramm) das kindliche Gehirn untersucht werden kann. Sie schließt durch Verknöcherung meist erst im zweiten Lebensjahr.

Frühgeborenes. Alle Neugeborenen, die vor der 37. Schwangerschaftswoche entbunden werden. Die Schwangerschaft dauerte bei ihnen weniger als 260 Tage; gerechnet vom ersten Tag der letzten normalen Regel an. Diese Babys wiegen in der Regel weniger als 2500 Gramm. Kleine Frühgeborene sind Babys, die weniger als 1500 Gramm wiegen und jünger als 30 Schwangerschaftswochen sind. Bei den Frühgeborenen unterscheidet man ferner Babys, die zu klein und zu leicht für die Schwangerschaftsdauer sind. Diese nennt man untergewichtige Frühgeborene oder Small-for-gestational-age-Babys (SGA-Babys). Daneben gibt es Frühgeborene, die zu groß und zu schwer für ihr Schwangerschaftsalter sind, sie sind übergewichtig. Man nennt sie auch Large-for-gestational-age-Babys (LGA-Babys).

Geburtsgewicht. Entsprechend ihres Geburtsgewichts können Neugeborene und Frühgeborene in Normalgewichtige (eutroph), in Untergewichtige (hypotroph) und Übergewichtige (hypertroph) eingeteilt werden (siehe auch *Frühgeborene*).

Gestationsalter. Dies ist die Zeit der Schwangerschaft in vollendeten Wochen, gerechnet vom ersten Tag der letzten normalen Regel. Ein normales Kind kommt mit einem Gestationsalter von 40 Wochen zur Welt. Frühgeborene haben ein Gestationsalter von weniger als 37 Wochen.

Glukose. Wichtiger Bestandteil der Nahrung. Die Glukose gehört zu den Kohlehydraten. Sie ist ein schnell verwertbarer Energielieferant. Man bezeichnet sie auch als Traubenzucker. Der Glukosegehalt im Blut kann gemessen werden. Siehe *Hypoglykämie* und *Hyperglykämie*.

Glukuronyltransferase. Wichtiges *Enzym* im menschlichen Körper, das bei der Entgiftung eine Rolle spielt. Viele Substanzen, wie zum Beispiel das *Bilirubin*, und Medikamente müssen vom Organismus entgiftet werden. Das heißt, sie müssen aus dem Körper verschwinden, sonst treten Nebenwirkungen und Vergiftungserscheinungen auf. Diese Entgiftung findet in der Regel in der Leber statt. Hierbei werden die Substanzen an eine organische Säure, die Glukuronsäure, gebunden und können dann über die Niere und den Urin ausgeschieden werden. Diese Koppelung der Substanz an die Glukuronsäure wird durch die Glukuronyltransferase gefördert. Da bei Frühgeborenen und auch bei Neugeborenen die Leber noch unreif ist, fehlt es an Glukuronyltransferase. Die Folge ist, Medikamente oder auch das *Bilirubin* können nicht schnell genug im Körper entgiftet werden und häufen sich an. Deshalb wird bei der medikamentösen Behandlung von Babys noch sorgfältiger dosiert als bei Erwachsenen, und manche Medikamente werden überhaupt nicht verabreicht. Beim Bilirubin wird die Entgiftung durch Bestrahlung bewirkt (siehe *Hyperbilirubinämie*).

Guthrie-Test. Suchmethode (Screening-Test) nach bestimmten angeborenen Stoffwechselerkrankungen wie zum Beispiel die *Hypothyreose*. Für diesen Test wird in der Regel am fünften Lebenstag durch einen kleinen Stich in die Ferse etwas Blut entnommen. Es wird tropfenweise auf vorbereitetes Filterpapier gebracht und in ein zentrales Labor geschickt. Bei krankhaftem Ausfall kommt von dort sofort die Rückmeldung, und das Kind muß dann behandelt werden.

Hämangiom. Das ist eine gutartige Gefäßgeschwulst. Man bezeichnet ein Hämangiom oft auch als Blutschwämmchen. Im Verlauf der ersten Wochen nach der Geburt machen sich solch kleine Blutschwämmchen mit einer Rötung auf der Haut bemerkbar. Meist sind sie etwas später als leichte Erhebung tastbar. Sie werden durch knäuelartige Aufzweigungen von kleinen Gefäßen in oder unter der Haut gebildet und können langsam an Größe zunehmen. Man findet sie an allen Körperstellen. Hämangiome können auch im Körper und in Organen auftreten.

In der Regel werden die Hämangiome im Lauf der ersten Lebensjahre wieder kleiner und verschwinden häufig ganz. Beginnen sie sehr stark zu wachsen oder liegen sie an Körperstellen, an denen sie sehr hinderlich sind, können sie entfernt werden.

Hämatokrit. Der Anteil von Zellen (vor allem *Erythrozyten*) am gesamten Blutvolumen in Prozent. Ein Hämatokrit von 45 Prozent besagt zum Beispiel, daß bei der Untersuchung 45 Prozent des Bluts aus Zellen bestanden und der Rest aus flüssigen Bestandteilen. Bei Blutungen fällt der Hämatokrit ab, das Blut wird verdünnt. Hämatokrit wird Hk abgekürzt.

Hämatom. Das ist eine Blutung in das Gewebe, ein Bluterguß.

Hämoglobin. Der rote Blutfarbstoff, der sich in den *Erythrozyten* befindet. Das Hämoglobin besteht aus einem Eiweißteil und *Eisen* in einer bestimmten Form. Es hat die Aufgabe, den Sauerstoff in der Lunge in den Lungenbläschen *(Alveolen)* aufzunehmen und überall zu den Zellen im Körper zu transportieren. Auf dem Rückweg in die Lunge befördert das Hämoglobin statt dessen Kohlendioxid, das überall im Körper anfällt. In der Lunge wird dies dann abgeatmet. Das Hämoglobin des ungeborenen Kindes, das fetale Hämoglobin, kann mehr Sauerstoff transportieren als das des Erwachsenen. Neben diesem fetalen Hämoglobin und dem Hämoglobin des Erwachsenen gibt es verschiedene angeborene abnorme Hämoglobine, die dann zu Erkrankungen des Kindes führen können. Hämoglobin wird Hb abgekürzt.

Hämolyse. Darunter versteht man das Austreten von *Hämoglobin* aus den roten Blutkörperchen. Die Ursache für diesen Austritt ist das Zerfallen der *Erythrozyten.* Die Hämolyse kommt vor bei *Blutgruppenunverträglichkeit*, bei Einwirkung von Giftstoffen (Toxinen) aus *Bakterien* und bei Reaktionen auf Medikamente.

Hämorrhagie. Eine Hämorrhagie ist eine starke Blutung aus einem Blutgefäß in das umgebende Gewebe.

Handicap. Soziale Beeinträchtigung auf Grund einer Schädigung oder Behinderung.

Handling. Bestimmte Handgriffe, die der Mutter beim täglichen Umgang mit ihrem Kind und bei den einzelnen Verrichtungen in spielerischer Form helfen, die Entwicklung des Babys zu fördern.

Heparin. Gerinnungshemmende körpereigene Substanz, die das Blut ungerinnbar macht.

Hepatitis. Das ist eine infektiöse Leberentzündung. Sie kann mit und ohne Gelbsucht verlaufen. Diese Gelbsucht hat in keiner Weise etwas mit der Neugeborenengelbsucht *(Hyperbilirubinämie)* zu tun. Neben einer Leberentzündung bei verschiedenen Infektionskrankheiten gibt es eine Hepatitis A und eine Hepatitis B sowie eine Hepatitis Non A-Non B. Diese drei Formen der Leberentzündung werden von unterschiedlichen *Viren* übertragen. Ihr Verlauf ist ebenfalls unterschiedlich. Neugeborene können eine Hepatitis von ihrer Mutter bekommen haben oder sich bei der Geburt anstecken. Deshalb müssen Neugeborene, bei deren Mutter eine solche Hepatitis bekannt ist, sofort nach der Geburt geimpft werden. Nur so kann die Leberentzündung bei ihnen verhindert werden.

Hernie. Das ist ein Bruch. Es gibt Zwerchfellhernien; sie sind meist angeboren. Dabei drängen sich der Magen und Teile des Darms in den Brustkorb. Diese Kinder haben schwere Behinderungen beim Atmen und müssen meist sofort operiert werden. Oft liegt hier eine Fehlbildung des Zwerchfells vor.

Eine *Nabelhernie* ist ein Nabelbruch, eine *Leistenhernie* ist ein Leistenbruch.

Herzfehler. Bei Frühgeborenen und Neunmonatskindern sind Herzfehler in der Regel angeboren. Das Herz hat sich in seiner komplizierten Entwicklung in den ersten Wochen im Mutterleib nicht richtig ausgebildet. Man rechnet bei etwa 8,8 Kindern auf 1000 Lebendgeborene mit einem angeborenen Herzfehler. In der Bundesrepublik werden pro Jahr etwa 4000 Babys mit einem angeborenen Herzfehler geboren.

Unter den angeborenen Herzfehlern gibt es viele, die erst in späterem Alter oft als Zufallsbefund entdeckt werden und dem Kind keine Schwierigkeiten bereiten. Die häufigsten sind: *Ventrikelseptumdefekt* (15 Prozent), *Transposition der großen Gefäße* (11 Prozent), Hypoplastisches Linksherzsyndrom (8 Prozent) und die Isthmusstenose der Aorta (7 Prozent).

Bei den Herzfehlern unterscheidet man ferner zwischen solchen mit Sauerstoffmangel (zyanotische Herzfehler) und solchen ohne Sauerstoffmangel. Viele der Herzfehler können inzwischen durch die großen Fortschritte in der Herzchirurgie bereits im Neugeborenen- und Säuglingsalter operiert werden. Trotzdem gibt es auch heute noch angeborene Herzfehler, die bisher nicht erfolgreich zu operieren sind (zum Beispiel das Hypoplastische Linksherzsyndrom).

Die Diagnostik der angeborenen Herzfehler benutzt neben der ausgiebigen körperlichen Untersuchung das *EKG*, das Röntgenbild des Brustkorbs, die *Echokardiographie* und die Herzkatheteruntersuchung.

Hyaline Membranen. Zarte Membranen (Häutchen), die sich beim schweren *Atemnotsyndrom* bei mangelndem *Surfactant* an der Innenfläche der Lungenbläschen *(Alveolen)* auflagern und so das *Membransyndrom* verursachen.

Hydramnion. Abnorm vermehrte Menge des Fruchtwassers. Manchmal Hinweis für eine angeborene Mißbildung. Zum Beispiel kann das Baby im Mutterleib bei der Ösophagusatresie (siehe *Ösophagus*) oder der *Dünndarmatresie* nicht wie normal Fruchtwasser schlucken und verdauen. Es sammelt sich an, seine Menge vermehrt sich, es entsteht ein Hydramnion.

Hydronephrose. Dies ist eine Veränderung in den Nieren, die zu Erweiterung der Nierenbecken und Nierenkelche führt. Man bezeichnet sie auch als Wasser- oder Sackniere, denn die Aufweitung ist in der Regel mit Wasser gefüllt. Eine Hydronephrose kann angeboren sein. Entweder durch eine Mißbildung in der Niere mit Veränderungen im Nierengewebe oder durch einen Aufstau des Urins in der Niere. Ein solcher Urinstau tritt auf, wenn der Abfluß in die Harnblase an irgendeiner Stelle verengt ist. Durch den Aufstau kann das Nierengewebe geschädigt werden. Deshalb muß eine Hydronephrose durch Abflußbehinderung möglichst schnell operiert oder der Urin vorübergehend durch eine Punktion von außen und einen Katheter abgeleitet werden. Nieren, die als Hydronephrose verändert sind, können sehr schnell eine Infektion entwickeln. Ist die Hydronephrose sehr groß und die Niere bereits geschädigt, muß sie entfernt werden.

Hydrozephalus. Abnorm vergrößerter Kopf infolge übermäßiger Ansammlung von Gehirnwasser *(Liquor)* in den Hirnhöhlen *(Ventrikel)* oder im Zwischenraum der Hirnhäute (Subarachnoidalraum). Ein Hydrozephalus kann verschiedene Ursachen und dementsprechend unterschiedliche Bezeichnungen haben.

Das menschliche Gehirn besteht aus zwei halbkugelartigen Hälften, die in der Mitte brückenartig verbunden sind. Zum Schutz vor Stoß und Verletzung schwimmt das Gehirn wie in einem Wasserpolster, das es von allen Seiten umgibt. Dieses Wasser, der Liquor, wird in der Wand der Hirninnenräume (Ventrikel) gebildet. Die Ventrikel befinden sich zum einen in den beiden Hirnhälften, sie stehen in der Mitte in Verbindung und münden gemeinsam in einen Abfluß, der in den Rückenmarkkanal führt. Der ständig neu gebildete Liquor fließt auf diese Weise immer wieder ab und seine Menge im Gehirn bleibt gleich. Bei der Entstehung des Hydrozephalus wird dieser Vorgang gestört. Durch eine Hirnhautentzündung *(Meningitis)* kann es zur eitrigen Verklebung dieses «Abflusses» kommen. Die Folge: der ständig neu gebildete Liquor kann nicht mehr abfließen. Da bei Neugeborenen und Säuglingen die Schädelknochen noch nicht zusammengewachsen sind, dehnt sich das Gehirn mit dem zunehmenden Wasser aus. Es entsteht ein Hydrozephalus (Wasserkopf). Man nennt ihn Hydrozephalus durch Verschluß (Hydrozephalus occlusus). Die Ursache einer Hirnhautentzündung kann sowohl durch Infektion (Meningitis) im Mutterleib als auch nach der Geburt auftreten.

Durch eine Blutung im Gehirn, bei der das Blut in die Ventrikel eindringt und sich dort ein Bluterguß bildet, kann ebenfalls ein solcher Hydrozephalus occlusus entstehen. Hierbei verstopft meist ein Blutgerinnsel den «Abfluß» des Liquor. Man bezeichnet einen solchen Hydrozephalus auch als posthämorrhagischen Hydrozephalus (also Hydrozephalus nach Blutung).

Eine andere Form des Hydrozephalus ist der Hydrozephalus e vacuo. Durch Sauerstoffmangel oder auch durch Blutung geht Hirngewebe zugrunde. Es entsteht ein «Loch» im Gehirn. Dieses bleibt nicht leer, es füllt sich mit Liquor. Es entsteht so ein Hydrozephalus e vacuo (durch Leere). Diese Kinder fallen in der Regel nicht durch einen großen Kopf auf; ihr Kopf wächst normal, eher manchmal etwas weniger.

Ein Hydrozephalus kann auch entstehen durch eine Fehlbildung im Gehirn.

Ein Hydrozephalus durch Verschluß (Hydrozephalus occlusus) muß in der Regel immer operiert werden, um durch den wachsenden Druck weiteren Schaden im Gehirn zu vermeiden. Hierbei wird ein kleiner Schlauch in den Ventrikel gelegt und unter der Haut bis in den Brustkorb oder die Bauchhöhle geleitet. Über diesen Schlauch (Dränage) kann der ständig gebildete Liquor abfließen. Der Kopf kann wieder normal wachsen. Ein großer Teil der Babys entwickelt sich normal. Ein Hydrozephalus e vacuo kann in der Regel nicht operiert werden. Die Entwicklung der Babys wird dabei sehr stark von der auslösenden Ursache und dem möglicherweise im Gehirn entstandenen Schaden beeinflußt.

Hyperbilirubinämie. Neugeborenengelbsucht durch Erhöhung des *Bilirubins*. Die Hyperbilirubinämie wird ausgelöst durch den Zerfall von *Erythrozyten*. Aus ihnen wird Hämoglobin frei, das zu Bilirubin abgebaut wird. Dieses Bilirubin wirkt in hohen Konzentrationen wie ein Gift. Es kann dann die Zellen im Gehirn schädigen und die Entwicklung des Babys schwer beeinträchtigen. Eine leichte Gelbsucht *(Ikterus)* entwickeln fast alle Babys in den ersten Lebenstagen, besonders Frühgeborene. Diese Form der Hyperbilirubinämie ist für sie ohne Folgen. Babys, die zum Beispiel wegen einer *Blutgruppenunverträglichkeit* durch eine schwere Hyperbilirubinämie gefährdet sind, werden regelmäßig untersucht und das Bilirubin in ihrem Blut bestimmt. Anhand von Richtwerten, die aussagen, wie hoch Bilirubin sein darf, wird das Baby überwacht. Steigt das Bilirubin darüber an, wird das in der Haut abgelagerte Bilirubin durch Bestrahlung mit blauem Licht *(Phototherapie)* zerstört, so daß es über den Urin ausgeschieden werden kann. In Fällen, die dadurch nicht beherrscht werden können, wird das Blut des Kindes durch das Blut eines geeigneten erwachsenen Spenders ausgetauscht. Durch diese Überwachung und Behandlung mit Blutuntersuchung und Phototherapie können Schädigungen durch zu hohen Bilirubingehalt im Blut sicher vermieden werden.

Hyperglykämie. Zuviel Zucker im Blut. Kommt beim Frühgeborenen manchmal vor als Folge von Blutungen im Gehirn. Häufiger tritt eine Hyperglykämie bei der künstlichen *(parenteralen)* Ernährung auf. Hier ist sie ein Zeichen dafür, daß der Traubenzucker in der Ernährungslösung nicht sofort vom kleinen Körper verwertet werden konnte.

Hyper – Hypo. Das Wort Hyper vor einem Begriff heißt, daß der betreffende Stoff oder die Substanz zuviel vorhanden ist. Der Vorsatz Hypo besagt, daß zuwenig da ist.

Hyperoxie. Zu hoher Sauerstoffgehalt im Blut. Dies kann zum Beispiel passieren, wenn die eingeatmete Luft bei der künstlichen Beatmung zuviel Sauerstoff enthält – der *FiO_2* zu hoch ist. Die Hyperoxie ist verantwortlich für die *Retinopathia prämaturorum*, eine folgenschwere Erkrankung der Netzhaut (siehe *Retina*).

Hyperthermie. Erhöhte Temperatur oder *Fieber* des Neugeborenen.

Hyperthyreose. Eine Überfunktion der Schilddrüse, die beim Frühgeborenen sehr selten ist.

Hypertonus. Bedeutet Blutdruckerhöhung. Beim Neugeborenen eine relativ seltene Erkrankung. Sie kann bei krankhaften Veränderungen der Nieren auftreten.

Hypoglykämie. Zu niedriger Spiegel des Blutzuckers. Die Hypoglykämie tritt bei Neu- und Frühgeborenen am häufigsten in den Stunden nach der Geburt auf. Bekommen Babys in dieser Zeit großer Anstrengung noch nicht genügend Nahrung zugeführt, so kann es zur Hypoglykämie kommen, da ihre Zuckerreserven nicht ausreichen. Insbesondere Frühgeborene haben nur sehr geringe Energiereserven und neigen sehr schnell zur Hypoglykämie. Da eine langanhaltende Hypoglykämie, ähnlich wie Sauerstoffmangel, zu einer Schädigung der Hirnzellen führt, muß sie immer behandelt werden. Bei Babys, deren Mutter einen Diabetes mellitus hat, das heißt, zuckerkrank ist, kann es nach der Geburt über Tage zu einer Hypoglykämie kommen. Bei ihnen ist als Folge der mütterlichen Zuckerkrankheit vorübergehend eine Überfunktion der Bauchspeicheldrüse vorhanden. Hier wird Insulin gebildet, das für den Abbau des Zuckers verantwortlich ist. Da vorübergehend zuviel Insulin vorhanden ist, wird ständig zuviel Zucker abgebaut; diese Babys kommen in die Hypoglykämie, wenn sie nicht rechtzeitig über einige Tage mit Traubenzucker behandelt werden.

Hypoglykämien, die plötzlich nach unauffälligem Verlauf auftreten, sind meist Hinweise dafür, daß das Baby «etwas ausbrütet», zum Beispiel eine Infektion oder eine Blutung im Gehirn.

Die Hypoklykämie des Neugeborenen ist oft symptomlos – nur manchmal fallen Hypoglykämien durch Zittrigkeit auf, die Kinder haben Atemstörungen, machen Atempausen und können ihre Körpertemperatur nicht halten.

Hypokalzämie. Erniedrigung des *Kalziums* im Blut. Eine Hypokalzämie tritt bei Neugeborenen meist in den ersten Tagen nach der Geburt auf. Die Babys sind zittrig und haben manchmal kurze Krampfanfälle. Durch die Verabreichung von Kalzium gehen diese Veränderungen meist rasch und ohne Folgen für die spätere Entwicklung vorbei.

Hypothermie. Unterkühlung und Wärmeverlust des Neugeborenen.

Hypotonus. Zu niedriger Blutdruck. Er kann beim Neugeborenen als Zeichen der Anpassungsstörung vorübergehend auftreten. Weitere Ursachen können eine *Asphyxie*, Schock oder eine Blutung sein. Bei zu niedrigem Blutdruck kann ein Baby blaß aussehen, da seine Haut weniger durchblutet ist, seine Füße und Beine können sich kühler anfühlen. Ein langanhaltender Hypotonus, auch Hypotonie genannt, kann zu Problemen mit der Niere und zum Versagen der Urinausscheidung führen. Auch eine Blutung im Gehirn kann durch einen länger bestehenden Hypotonus verursacht werden. Die Behandlung erfolgt nach der Ursache; in der Regel wird dem Baby über eine Infusion in die Blutbahn langsam eine Eiweißlösung (Humanalbumin) verabreicht. Manchmal müssen zusätzlich blutdruckerhöhende Medikamente eingesetzt werden.

Hypoxie. Sauerstoffmangel, der eine Schädigung der Hirnzellen zur Folge hat. Als Folge des Sauerstoffmangels treten schwere Veränderungen des Stoffwechsels auf, es kommt zur Übersäuerung des Blutes *(Azidose)*. Da das Gehirn eines Früh- und Neugeborenen auch noch Wochen und Monate nach der Geburt nicht ausgereift ist und sich in seiner Reifung langsam entwickelt, reagieren seine Hirnzellen nicht ganz so empfindlich auf Sauerstoffmangel wie die des Erwachsenen. Das heißt, verglichen mit Erwachsenen vertragen Babys Sauerstoffmangel etwas besser; ihre Hirnzellen werden nicht so schnell geschädigt. Aus diesem Grund entwickeln sich Frühgeborene, die nur ganz kurz in die Gefahr des Sauerstoffmangels kamen, häufig doch noch vollkommen normal.

Iatrogen. Eine durch ärztliche oder pflegerische Maßnahmen entstandene Erkrankung, obwohl diese völlig korrekt und fehlerfrei durchgeführt wurden.

Ikterus. Dies ist jede Form der Gelbsucht, die äußerlich an der Gelbfärbung der Haut und Schleimhaut erkennbar ist. Beim Frühgeborenen tritt ein Ikterus bei der *Hyperbilirubinämie* auf. Manchmal ist der Ikterus Folge einer schweren Infektion, die mit einer Leberschädigung einhergeht.

Ileus. So bezeichnet man den Darmverschluß. Es gibt den mechanischen Ileus und den paralytischen Ileus. Der mechanische Ileus wird durch ein Hindernis, zum Beispiel eine sehr starke Verengung im Darm, verursacht. Der Darminhalt staut sich vor der Verengung an, dickt ein, und der Darm ist an der Stelle verschlossen. Der paralytische Ileus entsteht durch eine «Lähmung» des Darms, zum Beispiel bei Schädigung durch Bakterientoxine. Die Darmbewegungen erlöschen, der Darminhalt staut sich ebenfalls an. Beim Ileus werden die Darmschlingen langsam aufgestaut und gedehnt. Es sammelt sich immer mehr Luft und Darmgas an. Dies kann man im Röntgenbild des Bauchs als über der Darmflüssigkeit stehende Luft, als Spiegel, sehen. Der Bauch wird zusehends schmerzhafter. Es kann zur Schädigung der Schleimhaut und zum Darmdurchbruch, zur Perforation, kommen.

Der mechanische Ileus muß meist operiert werden, der paralytische Ileus kann häufig durch medikamentöse Behandlung beseitigt werden.

Immunglobuline. Das sind Eiweißkörper, die wie Antikörper wirken und bei der körpereigenen Abwehr von Infektionen eine wichtige Rolle spielen. Die wichtigsten Immunglobuline (Ig) sind das IgA, das IgE, das IgG und das IgM.

Das IgA kommt besonders in den Sekreten der Bronchialschleimhaut und im Magen-Darm-Kanal vor; daneben im Speichel und in der Vormilch (Kolostrum). Es wird auch sekretorisches IgA genannt. Es spielt eine wichtige Rolle beim Schutz vor Infektionen und macht zum Beispiel die Schleimhaut im Darm abwehrstark gegen Keime. Ferner «versiegelt» das IgA im Kolostrum und der Muttermilch die Darmschleimhaut, so daß die Eiweißstoffe der Kuhmilch nicht eindringen und eine Kuhmilchallergie auslösen können.

Das IgE spielt eine Rolle beim Zustandekommen von Allergien. Es steigt dabei im Blut sehr stark an und kann als diagnostisches Mittel beim Erkennen einer Allergie benutzt werden.

Das IgG wird bei der Auseinandersetzung mit Infektionserregern gebildet. Es ist ein wichtiger Antikörper, der vor dem erneuten Auftreten einer Infektion schützen kann. Da das IgG durch die *Plazenta* von der Mutter auf das ungeborene Baby übergeht, stellt es in den ersten Monaten einen lebenswichtigen Infektionsschutz des Säuglings dar. Man nennt dies den Nestschutz. Er schützt das Baby vor den Kinderkrankheiten Masern, Röteln, Windpocken und Mumps, sofern die Mutter diese bereits durchgemacht hat. Gegen Keuchhusten gibt es keinen Nestschutz, deshalb können Babys vom ersten Tag an daran erkranken.

Das IgM ist ein Antikörper, der nicht von der Mutter auf das Baby übergehen kann. Dieser Eiweißkörper ist zu groß, er kann nicht durch die Poren des Mutterkuchens. IgM kann vom Kind im letzten Teil der Schwangerschaft selbst gebildet werden. Deshalb geben erhöhte IgM-Werte bei der Geburt einen Hinweis auf eine angeborene Infektion.

Immunglobuline können aus dem Blut von Spendern gewonnen werden. Sie helfen dann schwerkranken Frühgeborenen mit wenig Abwehrstoffen wie ein Medikament bei der Überwindung von Infektionen.

Indomethacin. Eine Substanz, die ursprünglich bei der Rheumabehandlung eingesetzt wurde. Man entdeckte, daß dieses Medikament einen offenen *Ductus arteriosus* (Ductus Botalli, die «Umleitung» des Kreislaufs im Mutterleib) verschließen kann. Der Ductus arteriosus wird durch eine körpereigene Substanz, das *Prostaglandin*, offengehalten. Dieses Prostaglandin wird an verschiedenen Stellen im Körper gebildet. Man kennt heute ferner verschiedene Arten des Prostaglandins. Eines davon wirkt auf den Ductus. Indomethacin kann die Bildung dieses Prostaglandins hemmen und so zum Verschließen des offenen Ductus arteriosus beitragen. Als Nebenwirkung kann Nierenversagen auftreten.

Inspiration. So nennt man die Einatmung. Auch die Inspiration kann durch Einengung der Luftwege, zum Beispiel durch Schwellung der Schleimhaut der Luftröhre und der Bronchien, erschwert sein. Äußere Zeichen sind dann flügelnde Bewegungen der Nase (Nasenflügeln) und tiefe rinnenförmige Einziehungen zwischen den Rippen. Auch ein inspiratorischer *Stridor* kann als Zeichen erschwerter Einatmung auftreten. Über die Lunge sind bei Infektionen häufig feine blasige und auch rasselnde Geräusche abzuhören.

Interstitielles Emphysem. Luftansammlung im Gewebe zwischen den Lungenbläschen, manchmal Vorankündigung eines *Pneumothorax*. Das interstitielle Emphysem führt zur Überblähung der Lunge und kann die Beatmung des Frühgeborenen verschlechtern.

Interstitielles Ödem. Wasseransammlung im Lungengewebe, die ebenfalls die Beatmung verschlechtert. Ein interstitielles Ödem kann auftreten, wenn das Baby bei der künstlichen Ernährung zuviel Flüssigkeit bekommt. Wenn das Herz überanstrengt ist und eine Herzschwäche (Herzinsuffizienz) eintritt oder sich ein Nierenversagen ausbildet, kann ebenfalls ein interstitielles Ödem entstehen.

Intramuskulär. Verabreichung eines Medikaments durch Injektion in den Muskel. Bei sehr kleinen Frühgeborenen mit den dünnen Ärmchen und winzigen Pobacken fast unmöglich.

Intravenös. Verabreichung eines Medikaments in die Blutbahn, die *Vene*.

Intubation. In der Frühgeborenenmedizin fast immer als nasotracheale Intubation durchgeführt. Das heißt, es wird ein sehr weicher, dünner Kunststoffschlauch durch die Nase in die Luftröhre *(Trachea)* eingeführt. Ist die Nase durch einen dicken zähen Schleimpfropf oder durch eine angeborene Mißbildung (Choanalatresie – Fehlen der Nasengänge) verstopft, muß der *Tubus* zur Not durch den Mund eingeführt werden (Orotracheale Intubation; sie ist schwieriger zu befestigen).

Kalium. Chemisches Element, das Bestandteil jeder Zelle ist. Kalium ist einer der *Elektrolyte*, die in verschiedener Form der künstlichen Ernährung zugesetzt werden müssen. Veränderungen des Gleichgewichts führen zur Hypokaliämie und Hyperkaliämie.

Kalzium. Chemisches Element, das eine wichtige Rolle beim Knochenaufbau und bei der Erregung von Nerven und Muskeln spielt. Bestandteil der künstlichen Ernährung. Veränderungen des Gleichgewichts führen zur *Hypokalzämie* und Hyperkalzämie.

Kardiotokogramm. Andere Schreibweise für *Cardiotokogramm (CTG)*.

Katheter. Bezeichnung für einen dünnen, weichen Kunststoffschlauch, der in den Körper eingeführt wird. Man unterscheidet zum Beispiel Venenkatheter, Arterienkatheter, Absaugkatheter, Blasenkatheter und noch einige andere mehr.

Kephalhämatom. Bluterguß außerhalb des Schädels zwischen dem Schädelknochen und der Knochenhaut (Periost). Ist in der Regel auf einen Schädelknochen begrenzt. Ein Kephalhämatom tritt auf durch Gefäßzerreißungen während der Geburt. Dieser Bluterguß heilt meist ohne Komplikationen ab. Manchmal bleibt vorübergehend eine Schwellung am Kopf tastbar. Ist das Kephalhämatom groß, kann dem Kreislauf des Babys dadurch viel Blut entgehen. Es wird dann blutarm (anämisch).

Das Kephalhämatom ist zu unterscheiden von der Geburtsgeschwulst. Dies ist eine Blutung, die über mehrere Schädelknochen hinwegzieht.

Kontamination. Verunreinigung von Gegenständen oder Lösungen durch *Bakterien* oder *Viren.* Wird Nahrung oder die Lösung der künstlichen Ernährung mit Bakterien «kontaminiert», so kann dies beim Frühgeborenen zu schweren, über den ganzen Körper ausgedehnten Infektionen führen. Es entsteht dadurch eine «Blutvergiftung» mit Keimen *(Sepsis)*.

Eine andere Art der Kontamination ist die Verunreinigung der Muttermilch mit Keimen von der Haut der Mutter. Diese Keime können beim Abpumpen der Muttermilch oder beim Umfüllen in die Milch gelangen.

Kopfumfang. Der Kopfumfang entspricht normalerweise der «Hutgröße». Die regelmäßige Überprüfung des Kopfumfangs bei Frühgeborenen dient dem rechtzeitigen Erkennen eines beginnenden *Hydrozephalus*. Sie ist zwar durch die Gefahr von Meßfehlern ein etwas ungenaues Hilfsmittel, dafür aber überall durchführbar.

Kreatinin. Ausscheidungsform des im Stoffwechsel wichtigen Kreatins. Das Kreatinin gibt in seinem Wert ein Maß für die Nierenfunktion wieder. Ist es im Blut hoch, so heißt das, die Niere scheidet nicht ausreichend aus. Es besteht eine Ausscheidungsschwäche, eine Oligurie, oder es droht ein Nierenversagen, eine *Anurie*.

Krippentod. Bezeichnung für den plötzlichen Kindstod (*SIDS* – Sudden Infant Death Syndrome).

Laktoferrin. Dies ist ein eisenbindendes Eiweiß in der Muttermilch, besonders im Kolostrum. Es kann in einer bestimmten Form krankmachende Koli-*Bakterien* am Wachstum hindern und damit vor Infektion schützen.

Leistenhernie. Ausdruck für Leistenbruch. Durch eine Lücke (Bruchpforte) kann in der Bauchwand im Bereich der Leiste Darm nach außen treten und unter der Haut tastbar werden. Solch ein Loch in der Bauchwand kann angeboren sein (besonders häufig bei Frühgeborenen) oder im Säuglingsalter durch viel Schreien und Pressen bei hartem Stuhlgang entstehen. Der durch die Bruchpforte ausgetretene Darm kann allein wieder zurückrutschen und im Bauch verschwinden. Meistens muß er jedoch durch sanften Druck durch die Lücke zurückgeschoben werden und tritt oft beim nächsten Schreien oder Pressen wieder hervor. Man tastet ihn dabei ei- bis apfelgroß in der Leistenbeuge. Kann der ausgetretene Darm nicht zurück in den Bauchraum, so spricht man von einem eingeklemmten Leistenbruch. Dies ist dann sehr gefährlich und muß in der Regel sofort operiert werden, denn durch die Einklemmung kommt es zur Schädigung der Darmschleimhaut und zum Absterben von Teilen des Darms. Solch ein eingeklemmter Leistenbruch ist für das Baby sehr schmerzhaft und macht es krank. Beim Mädchen kann im Leistenbruch auch der Eierstock (Ovar) mit eingeklemmt und so geschädigt werden. Da fast jeder Leistenbruch die Gefahr der Einklemmung in sich birgt, wird die Operation heute meistens schon recht früh vorgenommen. Frühgeborene mit einem Leistenbruch werden meist kurz vor der Krankenhausentlassung operiert. Damit wird diesen kleinen Kerlchen, die schon über Wochen und Monate im Krankenhaus sind, oft ein späterer Krankenhausaufenthalt und damit eine weitere Trennung von der Mutter erspart.

Leukozyten. So nennt man die weißen Blutkörperchen. Sie lassen sich entsprechend ihrer Form, Anfärbbarkeit und Funktion in verschiedene Zellarten unterscheiden, zum Beispiel Stabkernige, Segmentkernige, Neutrophile, Basophile und Eosinophile, Monozyten und Lymphozyten. In ihrer erhöhten oder stark erniedrigten Zahl spielen die Leukozyten eine Rolle bei der Erkennung von Infektionen.

Liquor. Gehirnwasser, das in der Wand der Hirninnenräume (Hirnventrikel) im Plexus chorioideus, gebildet wird. Der Liquor umgibt das Gehirn, das wie auf einer Art Wasserkissen liegt, und füllt die *Ventrikel* aus. Er wird ständig neu gebildet und fließt in den Rückenmarkkanal ab. Durch eine Punktion mit einer Nadel im Bereich der Lendenwirbelsäule kann Liquor zur Untersuchung abgenommen werden. Aus dem Liquor kann man eine eitrige Hirnhautentzündung oder auch eine Blutung im Gehirn erkennen.

Lumbalpunktion. Gewinnung von Liquor durch Punktion des Rükkenmarkkanals.

Magnesium. Chemisches Element im Blut, das bei Erniedrigung (Hypomagnesämie) zu Zittrigkeit und erhöhter Erregbarkeit führen kann, ähnlich wie bei der *Hypokalzämie*. Beide Veränderungen kommen oft gemeinsam vor.

Mekonium. Das ist der während des Lebens im Mutterleib (intrauterin) gebildete Stuhl, auch Kindspech genannt. Es wird in der Regel erst nach der Geburt entleert. Bei Schwierigkeiten kurz vor oder während der Geburt (zum Beispiel bei drohendem Sauerstoffmangel) kann das Baby vorzeitig Mekonium absetzen. Dann verfärbt sich das Fruchtwasser grünlich. Gelangt dieses mekoniumhaltige Fruchtwasser durch zu frühe Atemversuche in die Lunge, entsteht die Mekoniumaspiration (siehe *Aspiration*). Sie geht fast immer mit den Zeichen einer Lungenentzündung einher und macht oft eine Sauerstoffbehandlung und maschinelle Beatmung erforderlich. Als Folge des in den Lungenbläschen fest werdenden Mekoniums kann es zum Platzen der Lunge *(Pneumothorax)* kommen.

Membransyndrom. Auch *Atemnotsyndrom* oder Respiratory-distress-Syndrom (RDS) genannt. Es kommt bei etwa 15 Prozent aller Frühgeborenen unter 1500 Gramm und jünger als 30 Schwangerschaftswochen vor und ist eine typische Frühgeborenenerkrankung, die durch die Unreife der Lungen verursacht wird. Im Mutterleib sind die Lungenbläschen noch nicht entfaltet. Sie müssen sich beim ersten Schreien und den ersten Atembewegungen außerhalb der Gebärmutter öffnen und mit Luft füllen. In der Ausatmung dürfen sie dann nicht mehr in sich zusammenfallen, was durch einen organischen Stoff an ihrer Oberfläche, den *Surfactant-Faktor*, bewirkt wird. Er fehlt den Frühgeborenen wegen ihrer Unreife oder ist nur mangelhaft gebildet, so daß die Lungenbläschen wieder in sich zusammenfallen (kollabieren). Anschließend bilden sich feine Häutchen *(hyaline Membranen)* an der Innenfläche der Lungenbläschen. Diese verhindern, daß Sauerstoff aus der Luft aufgenommen werden kann. Das Baby muß beatmet werden.

Meningitis. Das ist eine Hirnhautentzündung. Sie kann sowohl durch *Bakterien* (eitrige Meningitis) als auch durch *Viren* (seröse Meningitis) verursacht werden. Die eitrige Meningitis tritt oft in Folge einer *Sepsis* (Blutvergiftung mit Keimen) auf. Sie hat immer noch eine hohe Sterblichkeitsrate, je nach Keim bis zu 70 Prozent. Außerdem sind viele der Babys (50 bis 60 Prozent) später noch von den Folgen beeinträchtigt, zum Beispiel durch Entwicklungsverzögerungen oder Schwerhörigkeit. Bei Neu- und Frühgeborenen beträgt die Häufigkeit für eine Meningitis etwa 2 auf 1000 Lebendgeborene.

Meningozele – Meningomyelozele. Eine Meningozele ist ein Bruch der Rückenmarkshaut, der meist im unteren Bereich der Wirbelsäule liegt. Da hier dann gleichzeitig der überdeckende Wirbelknochen und die Haut defekt sind, läßt sich die Meningozele gut von außen tasten. Ist in diesem Bruchsack neben der Hirnhaut auch noch Rückenmark vorgewölbt, so spricht man von einer Meningomyelozele. Sie kann bereits im Mutterleib mit Lähmungen der unteren Körperhälfte kombiniert sein und hat ein hohes Infektionsrisiko. Es ist besonders groß, wenn die normale Haut in diesem Bereich fehlt. Eine Meningomyelozele wird in der Regel sofort operiert. Als Spätfolge kann ein *Hydrozephalus* auftreten.

Milchnahrungen. Bei der Ernährung des Babys unterscheidet man zwischen Muttermilch und künstlich hergestellter Milch. Trotz aller alarmierenden und bedenkenswerten Berichte über Schadstoffe in der Muttermilch gilt sie nach wie vor als die für Leib und Seele des Babys beste Ernährung im ersten halben Jahr. Künstlich hergestellte Milch, ob als Pulver oder in flüssiger Form, bezeichnet man in der Regel als Kuhmilch. Sie wird der Muttermilch durch Zusätze auf der Grundlage von Kuhmilcheiweiß industriell «nachgebaut», adaptiert. Sie erreicht jedoch trotz aller Anstrengungen der Hersteller nie die Qualität der Muttermilch.

Morbidität. Sie gibt die prozentuale Zahl von Erkrankungen in einer Gruppe von Menschen an. Die Häufigkeit von Babys mit einer Hirnblutung zum Beispiel beträgt bei den Frühgeborenen unter 1500 Gramm etwa 50 Prozent.

Mortalität. Sie bezeichnet die Sterblichkeitsrate einer Gruppe von Menschen. Die perinatale Mortalität ist die Sterblichkeit der Neugeborenen von der 28. Schwangerschaftswoche bis zum siebten Lebenstag – bezogen auf 1000 Lebendgeborene (siehe *Perinatalperiode*).

Muskeltonus. Das ist die Spannung der Muskulatur. Sie kann erniedrigt (hypoton) oder erhöht (hyperton) sein. Der Muskeltonus ist ein wichtiges Untersuchungsmerkmal bei der neurologischen Begutachtung von ehemaligen Frühgeborenen und ihrer Entwicklung (siehe *neurologische Entwicklung*).

Nabelarterie. Dies sind meist zwei Arterien in der Nabelschnur. Sie bringen das «verbrauchte» Blut aus dem Körper des Babys zurück in den Mutterkuchen *(Plazenta)* zum «Auftanken». Die Nabelarterien verschließen sich schnell nach der Geburt und veröden bald.

Nabelblutung. Leichte vorübergehende Blutung nach Abfallen des Nabelschnurrestes aus den Nabelgefäßen. Diese sind durch Blutgerinnsel verstopft, dennoch kann sich vorübergehend noch etwas Blut absondern. Hört meist nach Abtupfen und Bedecken mit einem sterilen Mulltupfer von selbst auf. Blutet es aus diesen Gefäßen länger, muß der Kinderarzt nachsehen, ob eine Blutgerinnungsstörung oder eine Infektion vorliegt.

Nabelgranulom. Erbsengroße, pilzförmige gutartige Gewebswucherung nach Abfallen des Nabelschnurrestes. Das Nabelgranulom wird mit einem Ätzstift behandelt; der Nabel verheilt anschließend normal.

Nabelhernie. Nabelbruch. Kreisrunde Lücke in der Bauchdecke, die meist schon kurz nach der Geburt vorhanden ist und sich durch Schreien und Pressen langsam vergrößern kann. Durch die ursprünglich kleine Lücke gingen im Mutterleib die Nabelschnurgefäße, die das Baby mit seiner «Tankstelle», der *Plazenta*, verbanden. In den Nabelbruchsack können sich manchmal Bauchfell und Darmanteile drängen und wieder zurückrutschen. Ein Nabelbruch bildet sich meist in den ersten zwei Lebensjahren langsam zurück und verschließt sich. Nur ausnahmsweise kann eine Operation erforderlich werden. Meist ist die alte Methode durch Überkleben mit einem Nabelbruchpflaster ohne großen Erfolg; sie führt auch zu Hautreizung. Im Gegensatz zum Leistenbruch kommt es beim Nabelbruch kaum zur Einklemmung und damit zur Gefährdung des Babys.

Nabelinfektionen. Spielten früher eine große Rolle und verursachten schwere Blutvergiftungen mit Krankheitserregern *(Sepsis)*. Als Zeichen einer schleichenden Nabelinfektion beginnt der Nabelring sich zu röten, und allmählich greift diese Rötung auf die umgebende Bauchhaut über und breitet sich meist streifenförmig aus. Dies ist dann aber bereits eine schwere Infektion, zu der es überhaupt nicht kommen sollte. Meist beginnt der Kinderarzt bereits bei der ersten Rötung des Nabelrings mit einer lokalen Desinfektionsbehandlung durch Alkoholumschläge, antibiotische Salbe oder Silbernitratpuder. Tritt dabei keine Besserung ein, bekommt das Baby *Antibiotika*.

Nabelvene. Das größte Blutgefäß in der Nabelschnur. Es tranportiert mit Sauerstoff und Nährstoffen angereichertes Blut aus dem Mutterkuchen zum Kind. Einige Zeit nach der Geburt veröden die Nabelvene und ihre Ausläufer.

Natrium. Chemisches Element, das eine wichtige Rolle im Gleichgewicht des Elektrolyt- und Wasserhaushalts spielt (siehe *Elektrolyte*). Veränderungen sind die Hyponatriämie (Überwässerung mit *Ödemen* im ganzen Körper) und die Hypernatriämie (Wasserverlust mit «innerer Vertrocknung» und Eindickung des Blutes).

Nekrotisierende Enterokolitis (NEC). Erkrankung des Darms, dic besonders Babys unter 2000 Gramm befällt und sehr schwere Folgen haben kann. Sterblichkeitsrate bis 30 Prozent. Durch Schock und schwere *Asphyxie* kommt es zur Verlangsamung der Blutströmung in den Gefäßen der Darmschleimhaut und zu Bildung von kleinen Gerinnseln. Es tritt ein lokaler Sauerstoffmangel auf, und an verschiedenen Stellen wird die Darmschleimhaut geschädigt. Sie wird durchlässig für Keime, die aus dem Darm in die Blutbahn gelangen. Dort können sie eine *Sepsis* auslösen. Daneben kann es zum Durchbruch des Darms und anschließender Bauchfellentzündung kommen. Das Baby muß operiert, Teile des Darms entfernt und vorübergehend ein künstlicher Darmausgang angelegt werden.

Andere Ursachen für eine nekrotisierende Enterokolitis sind schwere Reizungen der Darmschleimhaut durch konzentrierte Salzlösungen oder Medikamente, die direkt in den Dünndarm gegeben werden. Ferner durch die Ernährung mit künstlicher Milch, durch Einlegen eines Katheters in die Nabelgefäße und durch eine *Blutaustauschtransfusion*. Als bester Schutz vor einer nekrotisierenden Enterokolitis gilt nach wie vor die Ernährung mit Muttermilch, das Stillen, auch bei kleinen Frühgeborenen.

Neonatologie. Die Disziplin in der Kinderheilkunde, die sich mit Früh- und Neugeborenen beschäftigt. Der Arzt, der Neonatologie betreibt, heißt Neonatologe; dies ist aber keine besondere Berufsbezeichnung.

Nestschutz. Hat eine Mutter die üblichen Kinderkrankheiten (Masern, Mumps, Windpocken und Röteln) als Kind durchgemacht, so hat sie in der Regel genügend Abwehrkörper (Antikörper speziell gegen diese Erkrankungen), die sie als *Immunglobuline* der Gruppe G durch die *Plazenta* an ihr Baby weitergibt und es für die Monate nach der Geburt schützt. Dies nennt man Nestschutz. Wenn er verschwindet, können die Babys auch an diesen Kinderkrankheiten erkranken; sie müssen vorher, wenn möglich, geimpft werden. *Wichtig:* Gegen Keuchhusten gibt es keinen Nestschutz, die Babys können sich sofort nach der Geburt damit anstecken und schwer krank werden.

Neugeborenenperiode. Auch Neonatalperiode genannt. Die frühe Neugeborenenzeit umfaßt den ersten bis siebten Lebenstag; die späte Neugeborenenperiode den achten bis 28. Tag.

Neurologische Entwicklung. Darunter versteht man die fortlaufende Entwicklung (das Auftreten und wieder Verschwinden) bestimmter typischer Reflexe im ersten Lebensjahr. Dies wird durch die zunehmende Reifung im Gehirn bewirkt. Gleichzeitig spielen Umwelteinflüsse und Erfahrungen des Babys in der Auseinandersetzung mit seiner Umgebung eine wichtige Rolle. Als Folge der neurologischen und statomotorischen Entwicklung soll ein Baby nach etwa 14 Monaten vom ursprünglich liegenden Zustand zum Gehen und Laufen gelangen.

Nikotin. Bestandteil des Tabaks, der neben vielen anderen schädlichen Stoffen mit dem Rauch ins Blut aufgenommen wird. Nikotin verengt die Blutgefäße, auch die der *Plazenta*, und führt zu einer Verminderung der Durchblutung. Das Kind einer starken Raucherin bekommt zuwenig Sauerstoff und Nährstoffe. Es bleibt bereits im Mutterleib in seinem Wachstum, besonders auch im Wachsen seines Gehirns, hinter anderen Babys zurück. Es kommt zu klein, als Mangelgeborenes (im Mutterleib unterernährtes Kind), zur Welt und ist gegen viele Neugeborenenerkrankungen anfälliger als andere Kinder. Die Rate an Frühgeburten und Fehlgeburten sowie die Sterblichkeit der «Raucherinnenkinder» ist deutlich erhöht. Erholen sich die Babys stark rauchender Mütter nach der Geburt langsam, so sind bis ins Schulalter ihre Entwicklungsschritte und geistigen Leistungen noch deutlich hinter denen anderer Kinder zurück.

Nikotin ist ein Gift! Es schädigt bereits das ungeborene Kind. Daneben verstärken einige andere Schadstoffe im Rauch diese verheerende Wirkung.

Ödem. Ansammlung von Flüssigkeit im Gewebe. Ein Ödem kann entstehen durch eine Herzschwäche (Herzinsuffizienz zum Beispiel bei schweren Herzfehlern), bei einer Nierenschwäche oder Nierenversagen. Beim Frühgeborenen treten Ödeme manchmal als Folge einer Unreife der Niere auf.

Omphalozele. Nabelschnurbruch mit Vorwölbung des Darms. Oft verbunden mit einem größeren Defekt in der Bauchdecke. Wird meistens sofort operiert.

Orale Ernährung. Ernährung durch den Mund. Unkorrekterweise manchmal auch für die Ernährung mit der Magensonde benutzt. Sie sollte besser enterale Ernährung genannt werden.

Ösophagus. Das ist die Speiseröhre. Angeborene Fehlbildungen sind die Verengung (Ösophagusstenose) und der angeborene Verschluß (Ösophagusatresie). In seltenen Fällen besteht auch eine gangartige Verbindung (Fistel) zwischen Ösophagus und *Trachea* (Luftröhre). Diese führt dann zur ständigen Gefahr einer *Aspiration* und muß eventuell operiert werden.

Parenteral. Die parenterale Ernährung ist die künstliche Ernährung am Magen und Darm vorbei. Die Ernährung, die direkt über den Blutweg erfolgt.

PDA (persistierender Ductus arteriosus). So bezeichnet man das Offenbleiben eines Ductus Botalli, oder aber einen Ductus, der noch nicht völlig verschlossen war und sich zum Beispiel durch Atemprobleme oder Sauerstoffmangel wieder geöffnet hat. Der persistierende Ductus arteriosus führt zur Überflutung der Lunge und zur *bronchopul-*

monalen Dysplasie (Umbaulunge). Er kann eine Herzschwäche (Herzinsuffizienz) bewirken und steigert außerdem das Risiko für eine Blutung im Gehirn. Die wichtigsten Zeichen eines persistierenden Ductus arteriosus sind: kräftige, hebende Pulse, über dem Herzen sichtbares Heben und Pulsieren und lautes maschinenartiges Geräusch. Daneben kann es zur Vergrößerung des Herzens kommen, was man ebenso wie die Überflutung der Lunge im Röntgenbild sehen kann. Weitere Veränderungen lassen sich im *Ultraschall* des Herzens sehen (Echokardiogramm).

Ein PDA kann entweder konservativ (durch Reduzierung der Nahrungsflüssigkeit oder durch ein Medikament) oder chirurgisch (durch Abbinden und Verknotung, Ligatur) verschlossen werden.

PEEP. Positiv endexspiratorischer Beatmungsdruck. Dies ist eine verstellbare Größe bei der künstlichen Beatmung. Man versteht darunter den Restdruck, der am Ende der Ausatmung von der Maschine noch auf die Lunge ausgeübt wird. Das heißt, die Maschine läßt die in der Einatmungsphase eingeblasene Luft nicht vollkommen abziehen, sondern eine kleine Menge davon bleibt in der Lunge und hält diese «auseinander». So wird verhindert, daß am Ende der Ausatmung die Lungenbläschen *(Alveolen)* wieder in sich zusammenfallen. Atmet das Baby von allein an der Maschine und wird nur diese kleine Luftmenge zum «Offenhalten» der Lungenbläschen fortlaufend eingepustet, so nennt man dies *CPAP*.

Penicillin. Ältestes Antibiotikum, das in der *Neonatalogie* bei der Behandlung des *Amnioninfektionssyndroms* eingesetzt wird. Es ist das wichtigste Medikament für die *Streptokokken-B-Erkrankung*.

Perinatalperiode. Zeit von der 28. Schwangerschaftswoche bis zum vollendeten siebten Lebenstag.

Peritonitis. Schwere Erkrankung durch Infektion und Entzündung des Bauchfells. Sie kann zum Beispiel nach Durchbruch des Darms auftreten, da hierbei Darmbakterien in die Bauchhöhle gelangen. Allgemein am bekanntesten ist wohl die Peritonitis nach Durchbruch eines entzündeten Blinddarms.

pH. Ausdruck der Wasserstoffionenkonzentration in einer Lösung. Eine Lösung mit einem pH von 7 wird als neutral, eine Lösung mit einem pH unter 7 wird als sauer oder Säure bezeichnet. Liegt der pH über 7, so nennt man die Lösung alkalisch oder Lauge oder Base. Das Blut des Menschen hat normalerweise einen pH von 7,4. Bei schwerem Sauerstoffmangel oder Stoffwechselstörungen kann der pH-Wert abfallen auf 7,2–7,0 oder darunter. Man spricht dann von einer *Azidose.* Bei Überbeatmung oder Salzhaushaltsstörungen kann der ph-Wert über 7,4 bis 7,5 oder darüber ansteigen. Man spricht von einer *Alkalose.*

Phimose. Die Phimose ist eine Verengung der Vorhaut des männlichen Glieds (Penis). Vorübergehend besteht eine solche Phimose bei fast allen kleinen Jungen nach der Geburt und im ersten Lebensjahr. In der Regel weitet sich die Vorhaut; erst wenn vor der Einschulung noch eine Verengung besteht, wird sie durch eine kleine Operation beseitigt. Entzündet sich die verengte Vorhaut schon vorher häufig und führt sie zu Beschwerden beim Wasserlassen, so muß schon früher operiert werden.

Phototherapie. Die Bestrahlung Frühgeborener mit blauem Licht (Wellenlänge 460 Nanometer) wird als Phototherapie bezeichnet. Sie wird erforderlich, wenn bei der Neugeborenengelbsucht *(Hyperbilirubinämie)* bestimmte Richtwerte überschritten werden.

Plazenta. Mutterkuchen oder Nachgeburt. Die Plazenta ist die «Tankstelle» des Babys im Mutterleib. Aus ihr holt es sich seinen Sauerstoff und sämtliche Nährstoffe. Die Plazenta kann an verschiedenen Stellen der Gebärmutter sitzen. Sie hat eine Seite zur Mutter und eine Seite zum Kind hin. Durch feine porenartige Verbindungen hindurch können Stoffe bis zu einer bestimmten Größe zum Kind gelangen. Manche Stoffe, die in ihrer Struktur größer sind, gehen nicht durch die «Plazentaschranke». Viele Medikamente können über die Plazenta zum Kind gelangen.

Nach der Entbindung löst sich die Plazenta in der Regel von der Wand der Gebärmutter und verläßt als Nachgeburt den Körper der Mutter.

Plazentainsuffizienz. Durch vorzeitige Alterung oder durch Störung wie bei der *EPH-Gestose* kann es zum Nachlassen in der Funktion der Plazenta kommen. Da dabei die Durchblutung der Plazenta, wie bei einer stark rauchenden Mutter auch, heftig abnimmt, bekommt auch hier das Baby zuwenig Sauerstoff und Nährstoffe. Wenn diese Funktionsstörung sehr groß ist, wird deshalb meist die Geburt eingeleitet, um das Baby vor dem «Verhungern» zu retten. Eine Plazentainsuffizienz kann der Frauenarzt an den abfallenden Hormonwerten (Hormone, die in der Plazenta gebildet werden) erkennen. Daneben kann er im *Ultraschall* verfolgen, wie das Baby nicht mehr normal wächst.

Plazentalösung. Löst sich die Plazenta, bevor das Baby entbunden werden konnte, tritt für das Kind eine lebensbedrohliche Situation ein. Es wird einmal von seiner Sauerstoffzufuhr abgeschnitten, und zum anderen kann es dadurch zum Verbluten des Kindes kommen.

Pneumonie. Das ist der medizinische Ausdruck für Lungenentzündung.

Pneumothorax. Luftansammlung zwischen «Rippenfell» und Lungenoberfläche. Ein Pneumothorax entsteht durch das Platzen überblähter Lungenbläschen *(Alveolen)*. Am häufigsten tritt er auf bei der maschinellen Beatmung, wenn ein hoher Beatmungsdruck aufgewandt werden muß, um die Lunge zu entfalten. Manchmal entsteht er durch den Sog beim Absaugen von Schleim aus der Luftröhre und der Lunge.

Da sich die «Wunde» in der Lunge wie ein Ventil verhalten kann, entsteht sehr schnell ein Spannungspneumothorax. Das heißt, bei der Beatmung wird Luft durch diese Wunde in den Brustkorb gepustet, die anschließend nicht mehr entweichen kann. Die Folge ist eine schnelle Überblähung der befallenen Seite, die das Herz und die «gesunde» Lunge zusammendrückt. Es entsteht eine lebensbedrohliche Situation. Ein Pneumothorax wird durch Punktion und anschließendes Absaugen behandelt.

Porenzephalie. Werden vor der Geburt oder danach Hirnzellen geschädigt und vernichtet, so ist an dieser Stelle ein «leerer» Raum, ein Loch. Es bleibt aber nicht leer, sondern füllt sich mit Gehirnwasser *(Liquor)* auf. Solche Schädigungen sind zum Beispiel schwerer Sauerstoffmangel *(Hypoxie)*, Hirnhautentzündung *(Meningitis)* oder auch angeborene Mißbildungen des Gehirns. Entsprechend der Stelle, an der eine Porenzephalie liegt, sind die später auftretenden Störungen. Ist eine Porenzephalie sehr klein, kann sie manchmal auch ohne erkennbare Folgen für das Kind sein.

Primitivreflexe. Darunter versteht man eine Anzahl von Reflexen, die von den ersten Lebenswochen an über Monate bestehen und mit zunehmender Hirnausreifung langsam verschwinden. Solche Primitivreflexe sind zum Beispiel der Saugreflex und der Moro-Reflex (Umklammerungsreflex).

Prostaglandine. Hormonartige, körpereigene Substanz. Es gibt mehrere Arten von Prostaglandinen. Eine bestimmte Art verhindert, daß sich nach der Geburt der *Ductus arteriosus* verschließen kann. Da dieses Offenbleiben des Ductus zur Überflutung der Lunge mit Blut führt, muß er geschlossen werden. Durch ein Medikament, das *Indomethacin*, wird die Bildung der Prostaglandine verhindert; dadurch kann manchmal der Ductus arteriosus zum Verschluß gebracht werden.

Der umgekehrte Vorgang kann bei schweren Herzfehlern ablaufen. Es gibt angeborene Herzfehler, bei denen das Baby einen offenen Ductus arteriosus braucht, um überhaupt überleben zu können. Da man diese Babys oft nicht sofort operieren kann, muß bei ihnen versucht werden, den Ductus offenzuhalten. Sie bekommen deshalb eine Infusion mit Prostaglandinen direkt in die Blutbahn. Solche Herzfehler sind zum Beispiel die Aortenisthmusstenose (Verengung der großen Körperschlagader) oder die *Transposition der großen Gefäße*.

Proteinurie. Ausscheiden von Eiweiß im Urin. Kommt bei Entzündungen und bei einer Schädigung der Niere vor. Während der Schwangerschaft kann eine Eiweißausscheidung als Warnzeichen einer Gestose auftreten (siehe *EPH-Gestose*).

Pulmonalarterien. Das sind Arterien, die das sauerstoffarme Blut aus der rechten Herzkammer in die Lunge transportieren. Die Pulmonalarterien haben einen gemeinsamen Stamm, der aus der rechten Herzkammer entspringt (Truncus pulmonalis).

Pulmonalstenose. Angeborener Herzfehler, bei dem die Pulmonalarterien verengt sind. Diese Verengung kann durch eine Herzoperation beseitigt werden.

Pulmonalvenen. Das sind die Blutgefäße, die das sauerstoffreiche Blut aus der Lunge in den linken Vorhof bringen, damit es anschließend über die linke Herzkammer in den Körper fließt.

Pulmonalvenenfehleinmündung. Seltene angeborene Fehlbildung, bei der eine oder einzelne Lungenvenen anstatt in den linken in den rechten Vorhof des Herzens münden. Auf diese Art wird ihr sauerstoffreiches mit dem sauerstoffarmen Blut im rechten Vorhof gemischt. Kann durch Operation beseitigt werden.

Retina – Retinopathia praematurorum. Retina ist die Netzhaut. Das ist der Teil des Auges, in dem die Sinneszellen liegen. Hier endet der Sehnerv, er leitet die optisch aufgenommenen Signale weiter ins Sehzentrum im Gehirn.

Beim Frühgeborenen ist die Netzhaut noch nicht ausgereift. Die Blutgefäße in ihr sind noch nicht bis zum Rand der Netzhaut ausgebildet. Sie müssen erst von der Mitte der Netzhaut strahlenförmig zum äußeren Rand «wandern». Als mögliche Ursache gilt Sauerstoffbehandlung, zum Beispiel bei Atempausen *(Apnoen)* oder beim *Atemnotsyndrom*, kann es im Blut zu einer vorübergehenden *Hyperoxie* kommen. Dann ist auch in den «wandernden» Netzhautgefäßen zuviel Sauerstoff. Sie ziehen sich zusammen, es kommt an ihren Enden zu kurzem Sauerstoffmangel und zu Gewebszerstörung. Anschließend versucht die Netzhaut, dies durch Wucherung von neuen kleinen besenreiserartigen Blutgefäßen zu reparieren. Sie kann noch ausheilen, indem die Gefäße trotzdem bis an den Rand wachsen. Gelingt dies nicht, bildet sich eine Narbe. Sie wächst nicht mit der Netzhaut mit und kann später durch Zugwirkung zur Netzhautablösung führen.

Nur durch strenge Dosierung der Sauerstoffbehandlung bei der Beatmung, durch ständige Kontrolle über die transkutane Sauerstoffelektrode (Messung des Sauerstoffs durch die Haut) und durch frühe und danach regelmäßige Augenuntersuchungen kann diese schwere Erkrankung mit den Folgen der Erblindung vermieden werden. Kommt es dennoch zu einer Narbe, so läßt sich in der Regel durch eine Vereisungsbehandlung (Kryokoagulation) die Ablösung der Netzhaut und damit eine Erblindung verhindern.

Rhythmusstörungen. So bezeichnet man Veränderungen in der Herzschlagfolge. Als wichtigste dieser Störungen kennt man bei Frühgeborenen ein unregelmäßiges oder schnelleres Schlagen der Vorhöfe als der Herzkammern: Schlagen die Vorhöfe zwischen 180- und 250mal pro Minute, bezeichnet man dies als supraventrikuläre *Tachykardie.* Schlagen die Vorhöfe des Herzens etwa 250- bis 350mal pro Minute, bezeichnet man dies als Vorhofflattern. Ist die Frequenz noch darüber, nennt man dies Vorhofflimmern. Bei all diesen krankhaften Zuständen im Rhythmus ist dann ein normaler Transport des Blutes auf die Dauer nicht möglich.

Ganz besonders gefährlich werden diese Rhythmusstörungen, wenn eine supraventrikuläre Tachykardie oder das Vorhofflattern oder Vorhofflimmern auf die Herzkammern übergreifen und diese genauso schnell schlagen lassen. Dann erliegt die Kreislauffunktion nach kurzer Zeit, und es kommt zum Sauerstoffmangel und Kreislaufversagen. Diese Zustände sind allerdings bei Frühgeborenen sehr selten.

Andere Rhythmusstörungen treten auf, wenn nach einem Zusammenziehen (Kontraktion) der Vorhöfe keine Aktion der Herzkammern erfolgt. Die Aktion der Herzkammer ist ganz kurz blockiert. Deshalb spricht man auch vom Block zwischen Vorhof und Herzkammer (A-V-Block), den es in verschiedenen Schweregraden gibt.

Diese Zustände mit einer Blockierung der Schlagfolge der Herzkammern können beim Abhören und Pulstasten bemerkt und vom Monitor registriert werden. Sie erscheinen dann als *Bradykardie*.

Alle Aktionen des Herzens, wie das Zusammenziehen (Systole) und das Erschlaffen (Diastole), werden durch feinste elektrische Ströme, elektrische Erregung, ausgelöst. Man kann sie im *Elektrokardiogramm* (EKG) messen und aufzeichnen (ableiten). Hier kann man auch die Rhythmusstörungen sehen und die einzelnen Typen erkennen.

Häufig werden Rhythmusstörungen durch Infektionen mit Viren und Entzündungen des Herzens verursacht. Auch kann das Herz nach Sauerstoffmangel oder bei Störungen der Salze mit Rhythmusstörungen reagieren. Bei Neu- und Frühgeborenen fällt im Mutterleib manchmal ein schnelleres Schlagen der Vorhöfe (supraventrikuläre Tachykardie) auf, bei der sich die Ursache häufig nicht finden läßt. Meist verschwinden diese Zustände kurze Zeit nach der Geburt ohne Behandlung.

Sectio. Eigentlich Sectio caesarea – Kaiserschnittentbindung. Ein Kaiserschnitt wird manchmal bei sehr kleinen Frühgeborenen zur möglichst schonenden und streßfreien Entbindung gemacht. Auf diese Weise lassen sich bei der Geburt auftretende Hirnblutungen am besten vermeiden.

Sepsis. Schweres Infektionssyndrom mit *Bakterien* im Blut, eine Blutvergiftung mit Keimen. Diese Keime werden dann im ganzen Körper verteilt und können in einzelnen Organen zu schweren Schäden führen (zum Beispiel zu Hirnhautentzündung, Leberentzündung, Nierenentzündung).

SIDS – Sudden Infant Death Syndrome. Im Deutschen spricht man vom plötzlichen Kindstod oder vom Krippentod – ein bisher in seiner Ursache noch nicht vollends geklärtes Krankheitsbild. Säuglinge werden meist tot in ihrem Bettchen aufgefunden, nachdem sie noch gesund schlafen gelegt worden sind. Eine Todesursache läßt sich meistens nicht finden.

Small for gestational age Babies. Früher sprach man von Mangelgeborenen. Das sind Babys, die entsprechend ihrer Reife weniger als zehn Prozent aller Gleichaltrigen wiegen. Wiegt zum Beispiel ein Baby mit 36 Schwangerschaftswochen 2000 Gramm, ist es normal. Wiegt es aber mit 36 Schwangerschaftwochen 1500 Gramm, ist es ein Mangelgeborenes. Häufige Ursachen sind starkes Rauchen der Mutter während der Schwangerschaft. Ferner eine Unterfunktion der *Plazenta (Plazentainsuffizienz)*, die zu einer Unterernährung des Babys führt.

Sonogramm. Andere Bezeichnung für *Ultraschall.*

Soor. Der Soorpilz ist ein Sproßpilz. Er kommt im Säuglingsalter besonders häufig als Infektion der Mundhöhle vor. Zum einen können sich Neugeborene bereits während der Geburt im Geburtskanal anstecken, da viele Frauen in ihrer Scheide diesen Pilz haben. Zum anderen kann die Infektion nach der Geburt durch verunreinigte Sauger oder Gegenstände, die in den Mund genommen werden, auftreten. Babys, die eine leichte Ernährungsstörung oder Durchfall haben, sind besonders anfällig. Manchmal tritt die Soorerkrankung im Anschluß an eine antibiotische Behandlung (Behandlung gegen Keime) auf, da sich die Pilze nach Abtöten der Keime jetzt besser ausbreiten können.

Im Mund wird der Soor an kleinen weißen Flecken an der Wangenschleimhaut erkannt, sie sind nicht wie Milchreste abwischbar. Auf der Haut, am häufigsten am Gesäß, sieht man rasenartig ausgebreitet hellere Flecken, die oft in der Mitte etwas tiefer sind.

Die Erkrankung geht manchmal mit Appetitlosigkeit und Trinkschwierigkeiten einher. Zur Behandlung wird die Wangenschleimhaut über mehrere Tage mit einem pilztötenden Medikament abgetupft. Auf der Haut wird eine Soorsalbe aufgetragen.

Staphylokokken. Bakterien, die im allgemeinen auf der Haut und in den Haaren vorkommen. Sie sind durch das Krankenhausmilieu inzwischen auf vielen Intensivstationen zu typischen Problemkeimen geworden. Durch den häufigen Kontakt mit Desinfektionsmitteln und *Antibiotika* haben diese Keime «gelernt», gegen Medikamente unempfindlich zu werden (resistent). Staphylokokken werden außerdem meistens in eiternden Wunden gefunden.

Streptokokken B. Dies ist eine besondere Bakterienart, die für Früh- und Neugeborene sehr gefährlich werden kann. Bei etwa 20 Prozent der schwangeren Frauen werden diese Streptokokken in der Scheide gefunden. Bei etwa fünf Prozent ihrer Babys kommt es dann zur gefürchteten Streptokokken-B-Erkrankung. Ihre Hauptmerkmale sind ein sehr schweres *Atemnotsyndrom* mit Schock, das schwer zu behandeln ist und häufig zum Tod führt. Tritt die Erkrankung später auf, kommt es oft zur Hirnhautentzündung. Behandelt wird Streptokokken-B-Erkrankung mit *Penicillin.*

Surfactant-Faktor. Man versteht darunter einen dünnen, mit bloßem Auge nicht sichtbaren Film, der die Oberfläche der Lungenbläschen *(Alveolen)* auskleidet. Bei der Einatmung dehnen sich die Lungenbläschen und bei der Ausatmung schnurren sie zusammen. Dabei wird dieser filmartige Überzug der Alveolenoberfläche fester und steifer und verhindert, daß die Lungenbläschen in der Ausatmung vollständig in sich zusammenfallen. Ist er nicht oder nur unvollständig vorhanden, kommt es zum *Atemnotsyndrom* des Frühgeborenen. Das Baby muß dabei seine Lungenbläschen jedesmal neu aufblasen. Durch eine stöhnende Atmung versucht das Kind selbst, nicht vollkommen auszuatmen, damit seine Lungenbläschen nicht ganz kollabieren. Das kostet sehr viel Kraft und Energie, es kann sich dabei erschöpfen. Es kommt zu verheerenden Belastungen seines Herz-Kreislauf-Systems und zu drohendem Sauerstoffmangel.

Die Bildung dieses Surfactant-Faktors wird beim Frühgeborenen durch die Unreife seiner *Enzyme* behindert. Durch Schwierigkeiten bei der Geburt und danach – zum Beispiel durch Sauerstoffmangel *(Hypoxie)*, Übersäuerung *(Azidose)*, Unterkühlung *(Hypothermie)* – kommt es zur zusätzlichen Zerstörung des Surfactant und zur Behinderung seiner Neubildung.

Der Surfactant wird im Körper durch ein kompliziertes Zusammenspiel aus Fett, Eiweißstoffen und Anreicherung in der Wand der Lungenbläschen gebildet. In absehbarer Zeit wird es möglich sein, ihn künstlich als Medikament herzustellen und ihn bedrohten Frühgeborenen zu verabreichen.

Tachykardie. Beim Frühgeborenen eine über längere Zeit auftretende Herzfrequenz über 180 Schläge pro Minute. Sie tritt auf bei Fieber, Stress, bei Infektionen und als Nebenwirkung von Medikamenten.

Tachypnoe. Schnelle Atmung meist durch eine *Flüssigkeitslunge* (Fruchtwasser ist in der Lunge zurückgeblieben), bei *Aspiration*, beim *Atemnotsyndrom* oder bei der Lungenentzündung.

Theophyllin. Chemische Substanz, die Blutgefäße und Bronchien weiter macht, das heißt, eine *Dilatation* verursacht. Wird sonst eingesetzt beim Asthma. Bei Frühgeborenen wird Theophyllin benutzt, um Atempausen *(Apnoen)* zu verhindern, da es eine raschere Reifung des Atemzentrums bewirken soll.

Thorax. Das ist der medizinische Ausdruck für Brustkorb.

Thrombozyten. Blutplättchen, die bei innerer oder äußerer Verletzung verklumpen und zur Blutgerinnung führen. Bei starkem Absinken können sie beim Frühgeborenen unter Umständen ein Warnzeichen für eine schwere Infektion sein.

Toxine. Das sind eiweißartige Giftstoffe aus Mikroorganismen, zum Beispiel aus *Bakterien.* Man kann zwischen Toxinen unterscheiden, die von den Bakterien abgesondert werden (zum Beispiel von *Staphylokokken* oder *Streptokokken*), und solchen, die erst nach Zerstörung der Bakterien frei werden. Die ersten nennt man Ektotoxine, die zweiten Endotoxine. Toxine sind für schwere körperliche Reaktionen bei Infektionen verantwortlich, unter anderem auch für das Fieber oder für das Zerstören von Blutzellen.

Toxine lassen sich durch Untersuchungen im Labor nachweisen. Im Rahmen der Heilung einer Infektion zerstört der Körper die Toxine und scheidet sie aus. Bei schweren Infektionen des Frühgeborenen *(Sepsis)* hilft eine Blutaustauschtransfusion, die Toxine aus dem kleinen Körper zu schwemmen.

Trachea. Dies ist die Luftröhre. Sie beginnt oben mit dem Kehlkopf und endet unten rechts und links in einem großen Bronchus. Diese verzweigen sich baumartig immer weiter in den einzelnen Lungenlappen und enden schließlich in den kleinen Bronchien und Bronchiolen. An ihrem Ende sitzen traubenartig viele kleine Lungenbläschen *(Alveolen)*.

Transposition der großen Gefäße. Angeborener Herzfehler, bei dem in der vollständigen Form die *Aorta* (große Körperschlagader, sie kommt aus der linken Herzkammer) abnormerweise aus der rechten Herzkammer entspringt. Außerdem entspringt die *Pulmonalarterie* (normalerweise aus der rechten Herzkammer kommend) abnormerweise aus der linken Herzkammer. Dadurch entstehen zwei nebeneinanderlaufende Kreisläufe: 1. re Vorhof – re Kammer – Aorta – Körper – re Vorhof und 2. li Vorhof – li Kammer – Pulmonalarterie – Lunge – li Vorhof. Auf diese Weise wäre ein Baby nicht lebensfähig, da es kein sauerstoffhaltiges Blut in seinen Körper bekommt. Es kann nur leben, wenn sich gleichzeitig durch ein Loch in der Herzscheidewand das Blut aus den beiden getrennt verlaufenden Kreisläufen mischt. Eine Transposition ist ein sehr schwerer Herzfehler, der sofort nach seinem Erkennen zu einem Noteingriff führt. Dabei wird das Loch in der Herzscheidewand durch einen Herzkatheter mit aufblasbarem Ballon am Ende vergrößert. In einer späteren Operation wird nach ein paar Wochen die Fehlbildung korrigiert.

Tubus. Dünner, weicher Plastikschlauch, der durch den Kehlkopf in die Luftröhre vorgeschoben wird. Er dient zur künstlichen Beatmung und zum Absaugen von Schleim und Fruchtwasser aus der Lunge. Es gibt eine orotracheale *Intubation*, dabei wird der Tubus durch den Mund gelegt. Bei der nasotrachealen Intubation wird er durch die Nase geführt und mit einer kleinen Zange in die Luftröhre gelegt. Die nasotracheale Intubation wird beim Früh- und Neugeborenen bevorzugt. Sie ist besser zu befestigen. Mit ihr läßt sich leichter verhindern, daß der Tubus heraus- oder zu weit hineinrutscht.

Ultraschall. Bei dieser Untersuchung wird von einer Schallquelle (Schallkopf) eine Ultraschallwelle ausgesandt. Durch Auflegen des Schallkopfs auf die Haut werden die Ultraschallwellen durch den Körper geschickt. Immer wenn sie auf Gewebe treffen, werden sie unterschiedlich verändert zurückgeworfen und im Schallkopf aufgefangen und registriert. Umgewandelt erscheint ein flächenhaftes Bild auf dem Bildschirm. Da die Zeit, die eine Ultraschallwelle auf ihrem Weg zu dem in der Tiefe liegenden Gewebe und von dort zurück braucht, im Verhältnis steht zu der zurückgelegten Entfernung, lassen sich genaue Untersuchungen in der Tiefe des Körpers machen. Es läßt sich dabei genau die Größe und Beschaffenheit der Organe und Gewebe bestimmen.

Da diese Methode ohne Röntgenstrahlung arbeitet, ist sie nach dem heutigen Stand der Wissenschaft für den Menschen ungefährlich. Sie läßt sich daher gut in der Schwangerschaft und beim wachsenden Kind anwenden und beliebig oft wiederholen. Bei Frühgeborenen ist sie aus der Diagnostik der Hirnblutungen und ihrer engmaschigen Überwachung nicht mehr wegzudenken. Allerdings ist sie hier nur bis zum Verknöchern der Schädelnähte und zum Verschluß der Fontanelle anwendbar, da der Ultraschall nicht durch den Knochen dringt.

Vaginalbesiedelung. Darunter versteht man die an sich normale Besiedelung von *Bakterien* in der Scheide. Sie ist in der Regel für das Baby nicht gefährlich. Befinden sich jedoch darunter Keime wie die *Streptokokken B* oder der Soorpilz (siehe *Soor*), kann es beim Baby nach der Geburt Probleme mit diesen Infektionen geben.

Vene. Dies ist ein Blutgefäß, das im allgemeinen sauerstoffarmes, manchmal nährstoffreiches Blut zum Herzen bringt. Die Lungenvenen sind die einzigen Venen, die sauerstoffreiches Blut aus der Lunge zum linken Vorhof transportieren.

Ventrikel. Das sind Kammern, z. B. die Herzkammern (rechter und linker Ventrikel) oder die Hirninnenräume, die Hirnventrikel.

Ventrikelblutung. Hirnblutung, bei der das Blut in die Hirnventrikel eindringt und sie erweitern kann. Eine Erweiterung der *Ventrikel* im Gehirn bezeichnet man als *Hydrozephalus*.

Ventrikeldränage. Als Folge einer Blutung oder einer Hirnhautentzündung kann der Liquorabfluß verstopfen; entweder durch Verklebung oder durch Blutgerinnsel. Der Liquor staut sich an, und die Hirninnenräume *(Ventrikel)* werden ausgedehnt. Durch Druck auf das umgebende Gehirn kann es zur Schädigung von Hirnzellen kommen. Damit steigt das Risiko für eine spätere Behinderung an. Außerdem kann es durch die Erhöhung des Drucks im Gehirn zu Krampfanfällen kommen. Deshalb muß ein neuer Liquorabfluß geschaffen werden – eine Ventrikeldränage. Dazu wird ein feiner dünner Kunststoffschlauch in den Ventrikel eingelegt und unter der Haut des Halses bis kurz vor das Herz oder in die Bauchhöhle geführt. Dort mündet er in ein venöses Blutgefäß und läßt den ständig neu gebildeten Liquor abfließen. Damit es beim Pressen nicht zum Zurückfließen kommt, befindet sich am Hals ein unter der Haut tastbares Ventil im Schlauch. An ihm kann das Funktionieren der Ableitung überprüft werden. Durch das rechtzeitige Einlegen einer Ventrikeldränage bleibt dem Kopf ein normales Wachstum erhalten und das Kind vor zusätzlicher Schädigung bewahrt.

Ventrikelseptumdefekt. Eine der häufigsten angeborenen Herzfehlbildungen – ein Loch zwischen der rechten und der linken Herzkammer. Häufig ist über lange Zeit keine Behandlung erforderlich. Manchmal kann es allerdings bei einem großen Loch zur Überbelastung des Herzens und zur Herzinsuffizienz kommen. Dann ist eine medikamentöse Behandlung erforderlich. In besonderen Fällen muß das Loch in der Herzscheidewand durch eine Operation verschlossen werden.

Viren. Kleinste Lebewesen, die nicht außerhalb von Zellen leben können. Sie sind immer auf die Zellen ihres «Wirts» angewiesen. Sie dringen in diese Zellen ein und funktionieren den Stoffwechsel dieser Zellen nach ihrem Programm um. Sie können damit schwere Infektionskrankheiten auslösen (zum Beispiel *Hepatitis*, Masern, Röteln, Mumps, Windpocken). Viren lassen sich nicht wie *Bakterien* auf Nährböden züchten und nachweisen. Auch dazu werden Zellen benötigt. Man kann Viruserkrankungen durch den Anstieg der Antikörper im Blut des Erkrankten nachweisen.

Vorhofseptumdefekt. Ein Loch zwischen rechtem und linkem Vorhof. Dabei kann es zur Blutüberfüllung in der Lunge kommen, die medikamentöse Behandlung oder spätere Operation erforderlich machen.

Zittrigkeit. Zeichen der Übererregbarkeit mit ausfahrenden, manchmal zuckenden Bewegungen. Sie sind mitunter schwer von Krampfanfällen zu unterscheiden. Zittrigkeit kann vorkommen nach langer Behandlung mit wehenhemmenden Mitteln (Tokolyse), nach Entzug von Beruhigungsmedikamenten oder Drogen. Am häufigsten tritt Zittrigkeit bei *Hypoglykämie* und *Hypokalziämie* auf.

Zyanose. Zeichen von Sauerstoffmangel mit Blauverfärbung von Lippen, Händen und Füßen oder des gesamten Körpers.

Anhang

Quellenverzeichnis

Borg, S. / Lasker, J.: *Glücklose Schwangerschaft (Rat und Hilfe bei Fehlgeburt, Totgeburt und Mißbildung)*, Ullstein Sachbuch 34400, 1987

Deutscher Ärzte Verlag (Hrsg.): *Die Rehabilitation Behinderter*, Köln 1984

Gordon, B. Avery: *Neonatalogy, Pathophysiology and Management of the Newborn*, Lippincott 1987

Haller / Wille, L.: *Diagnostik intrakranieller Blutungen beim Neugeborenen*, Springer Verlag, Berlin 1983

Hellbrügge, Th. / et al.: *Münchner Funktionelle Entwicklungsdiagnostik*, Verlag Urban und Schwarzenberg, München 1978

Henig, R. M. / Fletcher, A.: *Your premature Baby*, Rawson Ass., 1983

Huch, A. / Huch, R.: *Klinisches Management des «kleinen» Frühgeborenen unter 1500 Gramm*, Thieme Verlag, Stuttgart 1982

Keck, E. W.: *Pädiatrische Kardiologie, Herzkrankheiten im Säuglings- und Kindesalter*, Verlag Urban und Schwarzenberg, München 1980

Klaus, M. / Kennel, J. H.: *Mutter-Kind-Beziehung*, Kösel Verlag, München 1983

Klaus, M. H. / Fanaroff, A.: *Das Risiko-Neugeborene*, Fischer Verlag, Stuttgart 1978

Lothrop, H.: *Das Stillbuch*, Kösel Verlag, München 1980

Lutz, G. / Künzer-Riebel, B.: *Nur ein Hauch von Leben*, Ed. Kemper, Ernst Kaufmann Verlag 1988

Metze, H. / Schäfer, W. D.: *Retrolentale Fibroplasie*, Enke 1982

Pschyrembel, W.: *Klinisches Wörterbuch*, W. de Gruyter, 1982

Roberton, N. R. C.: *A Manual of Neonatal Intensive Care*, Edward Arnold, 1981

Schmidt, E.: *Stillen und Stillhindernisse*, Deutsches Grünes Kreuz 1980

Volpe, J. J.: *Neurology of the Newborn*, W. B. Saunders, 1981

Wille, L. / Obladen, M.: *Neugeborenen-Intensivpflege* – Grundlagen und Richtlinien, Springer Verlag, Berlin 1984

Hilfe für Eltern mit Problemkindern

Obwohl sich sehr viele der kleinen Frühgeborenen völlig normal und ohne große Schwierigkeiten entwickeln – vielleicht etwas später stehen, etwas später laufen lernen –, gibt es leider auch solche, die sich trotz aller Bemühungen nicht normal entwickeln können, die behindert groß werden. Für ihre Eltern ist es wichtig zu wissen, an wen oder wohin sie sich wenden können, wenn sie Fragen oder Probleme haben. Leider gibt es bei uns in der Bundesrepublik Deutschland noch keine oder nur selten Selbsthilfegruppen von Eltern ehemaliger Frühgeborener, die sich gegenseitig in der schweren Zeit des Klinikaufenthalts und danach beistehen. In anderen Ländern, wie zum Beispiel in den USA, bestehen solche Gruppen schon seit langem und mit gutem Erfolg. Vielleicht wird auch bei uns die Entwicklung zu Selbsthilfegruppen in den nächsten Jahren Fortschritte machen.

Im folgenden werden Anschriften von Selbsthilfeverbänden und Institutionen aufgezählt werden, an die Sie sich als betroffene Eltern von ehemaligen Frühgeborenen mit Problemen um Hilfe und Beratung wenden können.

Anschriften von Selbsthilfeverbänden

Aktion Sonnenschein – Hilfe für das mehrfachbehinderte Kind e. V.
81377 München, Heiglhofstr. 63, Tel.: 089/71009-0, Fax: 089/7192827

Aktion Sorgenkind e. V.
53129 Bonn, Franz-Lohe-Str. 17, Tel.: 0228/226-1

Arbeitsgemeinschaft Spina bifida und Hydrocephalus e. V.
44145 Dortmund, Münsterstr. 13, Tel.: 0231/884777, Fax: 0231/833911

Bund diabetischer Kinder und Jugendlicher e. V.
67659 Kaiserslautern, Hahnbrunner Str. 46, Tel.: 0631/76488

Bund zur Förderung Sehbehinderter e. V.
45479 Mülheim, Kassenberg 37, Tel.: 0208/425202

Bundesarbeitsgemeinschaft der Clubs Behinderter und ihrer Freunde e. V.
55131 Mainz, Eupener Str. 5, Tel.: 06131/225514, Fax: 06131/238834

Bundesarbeitsgemeinschaft Hilfe für Behinderte e. V.
40215 Düsseldorf, Kirchfeldstr. 149, Tel.: 02 11 / 3 1006-0, Fax: 02 11 / 3 1006-48

Bundeselternvereinigung für anthroposophische Heilpädagogik und Sozialtherapie e. V.
61209 Echzell, Schloßstr. 9, Tel.: 06035/81-190, Fax: 06035/81-126

Bundesverband zur Förderung Lernbehinderter e. V.
50677 Köln, Rolandstr. 61, Tel.: 02 21 / 38 06 66, Fax: 02 21 / 38 59 54

Bundesvereinigung Lebenshilfe für geistig Behinderte e. V.
35043 Marburg, Raiffeisenstr. 18, Tel.: 064 21 / 491-0, Fax 064 21 / 491-167

Bundesvereinigung Stotterer Selbsthilfe e. V.
50670 Köln, Kasparstr. 4, Tel.: 02 21 / 73 07 31, Fax: 02 21 / 7 39 33 11

Deutsche Gesellschaft Bekämpfung der Muskelkrankheiten e. V.
79106 Freiburg, Rennerstr. 4, Tel.: 07 61 / 27 79 32, Fax: 07 61 / 27 79 12

Deutsche Gesellschaft zur Bekämpfung der Mucoviscidose e. V.

Deutsche Gesellschaft zur Förderung der Gehörlosen und Schwerhörigen e. V.
80687 München, Veit-Stoß-Str. 14, Tel.: 089/58 88 48, Fax: 089/5 80 83 79

Deutsche Hämophiliegesellschaft zur Bekämpfung von Blutungskrankheiten e. V.
22149 Hamburg, Halenseering 3, Tel.: 040/6 72 29 70, Fax: 040/6 72 49 44

Deutsche Interessengemeinschaft Phenylketonurie und verwandter angeborener Stoffwechselstörungen e. V.
69121 Heidelberg, Bergstr. 139, Tel.: 062 21 / 56 23 33

Deutsche Sektion der Internationalen Liga gegen Epilepsie e. V.
33602 Bielefeld, Herforder Str. 5–7, Tel.: 05 21 / 12 41 92

Deutscher Blindenverband e. V.
53173 Bonn, Bismarckallee 30, Tel.: 02 28 / 35 40 37, Fax: 02 28 / 35 77 19

Deutscher Diabetiker-Bund e. V.
58511 Lüdenscheid, Danziger Weg 1, Tel: 023 51 / 8 50 53

Deutscher Gehörlosen-Bund e. V.
24768 Rendsburg, Paradeplatz 3, Tel: 043 31 / 5 89 70

Deutscher Schwerhörigenbund e. V.
10117 Berlin, Schiffbauerdamm 13, Tel.: 030 / 22 52 23-60, Fax: 030 / 22 52 23-88

Schutzverband für Impfgeschädigte e. V.
57271 Hilchenbach, An der Gang 61, Tel.: 02 71 / 5 50 19

Stiftung für das behinderte Kind zur Förderung von Vorsorge und Früherkennung
60596 Frankfurt/M., Gartenstr. 179, Tel: 069/637109, Fax: 069/636976

Stiftung «Hilfswerk für behinderte Kinder»
53173 Bonn, Wielandstr. 4, Tel.: 0228/831-0, Fax: 0228/831-255

Neben den Selbsthilfegruppen gibt es eine Reihe von Institutionen, die Eltern von ehemaligen Frühgeborenen mit Problemen unter Umständen weiterhelfen oder beraten können:

Arbeiterwohlfahrt – Bundesverband e.V.
53119 Bonn, Oppelner Str. 130, Tel.: 0227/6685-0, Fax: 6685-209

Bundesarbeitsgemeinschaft Jugendsozialarbeit – Jugendaufbauwerk
53127 Bonn, Haager Weg 44, Tel.: 0228/91020-0, Fax: 0228/91020-30

Bundesvereinigung für Gesundheitserziehung e.V.
53173 Bonn, Viktoriastr. 28, Tel.: 0228/361548, Fax: 0228/353958

Bundeszentrale für gesundheitliche Aufklärung
51109 Köln, Ostmerheimer Str. 200, Tel.: 0221/8992-1, Fax: 0221/8992-300

Deutsche Arbeitsgemeinschaft Selbsthilfegruppen
35392 Gießen, Friedrichstr. 28, Tel.: 0641/7022478

Deutscher Caritasverband e.V.
79104 Freiburg, Karlstr. 40, Tel.: 0761/200-0, Fax: 0761/200-572

Deutscher Paritätischer Wohlfahrtsverband – Gesamtverband e.V.
60528 Frankfurt/M., Tel. 069/6706-0, Fax: 069/6706-204

Deutsches Rotes Kreuz e.V.
53113 Bonn, Friedrich-Ebert-Allee 71, Tel.: 0228/541-1, Fax: 0228/541-290

Deutsche Vereinigung für die Rehabilitation Behinderter e.V.
69117 Heidelberg, Friedrich-Ebert-Anlage 9, Tel.: 06221/25485

Diakonisches Werk der Evangelischen Kirche in Deutschland e.V.
70010 Stuttgart, Postfach 101142, Tel.: 0711/2159-0, Fax 0711/2159-288

Für Eltern, die ihre Frühgeborenen oder schwerkranken Neugeborenen verloren haben, seien hier die Anschriften zweier Selbsthilfegruppen genannt, die versuchen wollen, Eltern bei der Bewältigung dieses schweren Schicksals und der Trauer zu helfen.

Regenbogen – Selbsthilfegruppe
Kontakt Frau Barbara Künzer-Riebel
Burgstr. 6, 73614 Schorndorf, Tel.: 0 71 81 / 2 12 75

Selbsthilfegruppe «Verwaiste Eltern» Hamburg e. V.
Kontakt- und Informationsstelle in der Evangelischen Akademie Nordelbien
Esplanade 15, 20354 Hamburg, Tel.: 040 / 35 50 56-44

Über diese Informationsstellen ist auch Auskunft über ähnliche Selbsthilfegruppen in anderen Städten der BRD zu erhalten.

Nachwort: Kranke Neugeborene gibt es überall auf der Welt.

Im Verlauf dieses Buches wurde viel berichtet über all die Schwierigkeiten, Krankheiten und Komplikationen, die den Menschen beim vorzeitigen Eintritt ins Leben erwarten. Es wurden zahlreiche aufwendige und teure medizinische Behandlungsmethoden beschrieben, die ein gesundes Überleben von Neu- und Frühgeborenen ermöglichen sollen. Behandlungsmethoden, die sich nur eine Gesellschaft leisten kann, die über entsprechende Mittel verfügt.

Wie aber ist es mit den Frühgeborenen und schwerkranken Neugeborenen in den Ländern der Dritten Welt? Welche Möglichkeiten und Chancen haben diese Kinder in den sogenannten unterentwickelten Ländern – in den Ländern, durch deren Unterentwicklung und Armut wir in der «Ersten und Zweiten Welt» erst zu unserem Wohlstand und Fortschritt gekommen sind?

Als Beispiel für die Neugeborenenmedizin in einem Land der Dritten Welt sei hier ein Bericht über die Kinder Nicaraguas angeführt. Neben meiner Tätigkeit als Leiter der Neugeborenenintensivstation des Allgemeinen Krankenhauses Wandsbek in Hamburg arbeite ich als Geschäftsführer im «Verein Helft Nicaraguas Kindern» e. V. Diese gemeinnützig anerkannte Vereinigung unterstützt das Kinderzentrum Nicaraguas – La Mascota in Managua – und das Kinderkrankenhaus Velez Paiz mit Medikamenten und medizinischem Material. Zur besseren Beurteilung der Hilfsaktionen befand ich mich 1987 und 1988 für mehrere Wochen vor Ort in Nicaragua und konnte Neonatologie in Lateinamerika beobachten.

Nicaragua hatte sich 1979 von der Diktatur Somoza befreit, und versucht seitdem die Ideen der sandinistischen Bewegung zu verwirklichen. Hierzu gehört vor allem eine allen Menschen in gleichem Maße zustehende medizinische Versorgung. In den ersten Jahren wurden große Gesundheitsprogramme ins Leben gerufen – Vorsorgeprogramme für werdende Mütter und für Kinder sowie zahlreiche Impfkampagnen zur Verhinderung von Tuberkulose und Kinderlähmung. Über 30 Prozent des gesamten Haushaltes des verarmten Landes wurden in die Gesundheit gesteckt. So konnte innerhalb weniger Jahre die Säuglingssterblichkeit von 155 auf 1000 Lebendgeborene bis auf ca. 65 gesenkt werden. Die Zahl der Ärzte, Schwestern und der Gesundheitszentren und Krankenhäuser wurde erhöht.

Da aber in Nicaragua seit etwa 7 Jahren ständiger Krieg herrscht, der vor allem die Zivilbevölkerung – also Frauen und Kinder – betrifft, und da außerdem seit 1984 von den USA eine Wirtschaftsblockade verhängt ist, lassen sich viele Verbesserungen in der medizinischen Versorgung nicht mehr oder nur schwer aufrechterhalten. Nur noch etwa 10–12 Prozent des Staatshaushaltes können für Gesundheit ausgegeben werden; viele Medikamente und medizinisches Material fehlen.

Nicaragua ist zur Zeit eines der Länder mit der höchsten Geburtenrate in Lateinamerika – 3,3 Prozent. Jedes Jahr werden etwa 140000 Kinder geboren. Im Durchschnitt hat eine nicaraguanische Frau 5,5 Kinder – 21 Prozent der Mütter sind unter 20 Jahre – viele müssen ihre Kinder ohne Mann erziehen und ernähren. Durch den Krieg sind inzwischen über 3000 Kinder getötet und mehr als 16000 Kinder zu Waisen geworden. Über 180000 Kinder sind Opfer von Vertreibungen aus den Kriegsgebieten. Nicaraguanische Kinderärzte klagen zunehmend über psychische Störungen dieser Kinder – Schlaflosigkeit, Aggressivität und Verwahrlosung.

Von den etwa 3,5 Millionen Einwohnern Nicaraguas sind über 50 Prozent Kinder unter 15 Jahren. Fast 45 Prozent der Kinder werden im Krankenhaus geboren. Die größte Geburtsklinik der Hauptstadt Managua hat etwa 16000 Entbindungen pro Jahr – mehr als die 19 Geburtskliniken Hamburgs zusammen. Fast alle Geburten finden in Mutter-Kind-Einheiten statt, das heißt, der Kreißsaal und die Neugeborenenintensivstation oder Kinderklinik sind in einem Gebäude. In der Frühgeborenenstation des Krankenhauses Velez Paiz zum Beispiel liegen beide Einheiten ganz optimal Wand an Wand. Kommt ein Kind krank zur Welt oder hat ein Neugeborenes Probleme, so wird gerufen, und der Neonatologe nimmt durch ein Loch in der Wand das Kind in Empfang und kann es sofort versorgen. Durch diese ideale Konstellation ist trotz vieler materieller Einschränkungen eine wirkungsvolle Neonatologie möglich. Pro Jahr werden im Krankenhaus Velez Paiz etwa 5000 bis 6000 Kinder geboren; ungefähr die Hälfte von ihnen benötigt eine Behandlung auf der Neonatologie. Ursprünglich zur Behandlung von 25 Neugeborenen geplant, ist die Station ständig zu 70 bis 80 Prozent überbelegt. Etwa 10 Prozent der behandelten Neugeborenen sind als schwerstkrank zu bezeichnen. Bisher betrug die Frühgeborenenrate etwa 6 bis 7 Prozent wie in vielen anderen Ländern. 1988 ist der Anteil Frühgeborener auf fast 12 Prozent angestiegen. Dr. Martinez, der Leiter der neonatologischen Abteilung, macht dafür die permanente Kriegssituation, die über Jahre schwierige ökonomische Lage und den psychosozialen Streß der Mütter verantwortlich. Bei vielen

Müttern, besonders aber auch bei den Neugeborenen, spielt chronische Unterernährung eine wichtige Rolle. Für die Neugeborenensterblichkeit, die etwa ein Drittel der Sterblichkeit im ersten Lebensjahr beträgt, sind vor allem Mangelernährung, Unreife, Asphyxie und Sauerstoffmangel bei der Geburt sowie schwere Infektionen verantwortlich. Stehen uns bei der Behandlung schwerkranker Neugeborener zahllose Apparate und Instrumente zur Verfügung, so sind die Neonatologen dort fast nur auf ihre Erfahrung und Beobachtung angewiesen. Monitore gibt es kaum, denn dem ständigen Stromausfall der überalterten Stromnetze hält keine moderne Elektronik stand. Häufig fallen Beatmungsgeräte aus – da Ersatzteile nicht zu erhalten sind (die meisten Medizingeräte stammen aus den USA, und die lassen seit 1984 durch die Wirtschaftsblockade keinerlei Ersatzteile oder lebensnotwendige Güter mehr nach Nicaragua). Zum Erkennen von Infektionen gibt es praktisch keine diagnostischen Möglichkeiten. Die Ärzte behandeln die Infektionen überwiegend blind mit verschiedenen Antibiotikakombinationen. Zwangsläufig werden unter diesen Umständen oftmals auch Medikamente mit bedrohlichen Nebenwirkungen eingesetzt. So ist zum Beispiel die Anzahl der Kinder, die als Neugeborene wegen schwerer Infektionen Amikazin bekommen haben, ziemlich hoch. Diese Substanz verursacht schwere Hörschäden. Unter den behinderten Kindern Nicaraguas finden sich viele gehörlose Kinder mit dieser Vorgeschichte.

Neonatologie unter solchen Umständen ist oftmals eine deprimierende Angelegenheit. Vor allem dann, wenn Krieg, langanhaltende Kriegswirtschaft und menschenverachtende Großmachtpolitik die Ursache für derartige Mangelsituationen sind. Fast überflüssig ist wohl zu betonen, daß in der Neonatologie in Nicaraguas Krankenhäusern Frühgeborene unter 1500 Gramm fast keinerlei Rolle spielen – der Mangel und die medizinische Not geben ihnen keinerlei Chance.

Wer von den überlebenden Kindern das erste Lebensjahr übersteht, so behaupten Zyniker, wird auch noch älter. In den Monaten nach der Geburt sind vor allem die schweren Durchfallerkrankungen eine ständige Gefahr. In Managuas Krankenhäusern sterben jeden Monat 30 bis 40 Kinder an Durchfall. Schlechte hygienische Verhältnisse, Unwissenheit der Bevölkerung und Vernachlässigung des Stillens sind hierfür die wichtigsten Ursachen. So wird wegen Trinkwassermangels in Managua zum Beispiel zweimal pro Woche in jedem Stadtteil für ca. 14 Stunden das Wasser abgestellt; aus Unkenntnis kochen nur etwa 57 Prozent der Mütter das Wasser für die Zubereitung der Säuglingsnahrung ab; über

Jahre wurden auch Nicaraguas Mütter von großen Nahrungsmittelkonzernen der zivilisierten Welt verführt, nicht mehr zu stillen; heute stillen nur etwa 30 Prozent der Mütter bis zum dritten Monat; da der Mutterschutz nur 45 Tage dauert, müssen die Frauen an vielen Stellen dann wieder den Arbeitsplatz der im Krieg befindlichen Männer einnehmen. Dabei wäre langes Stillen der beste Schutz gegen Durchfallerkrankungen, die 30 Prozent der kindlichen Todesfälle ausmachen.

Neonatologie hier bei uns – Neonatologie in der Dritten Welt. Was könnten wir Menschen mit einem etwas sinnvolleren Einsatz unserer Mittel nicht alles zum Wohle von Menschen – Kindern – erreichen. Die Kinder Nicaraguas sind hierfür ein Beispiel.

Jürgen Steidinger

Verein «Helft Nicaraguas Kindern» e.V.

Dr. Annette Pfeiffer
Osterstr. 22
20259 Hamburg

Konten:
Hamburger Sparkasse, Nr. 1005/240005 (BLZ 200 505 50)
Postgiroamt Hamburg Nr. 916/209 (BLZ 200 100 50)